U0287231

◎ 健康中国系列丛书

高血压知识问答

主　编　赵增毅　赵　哲

科学出版社

北　京

内 容 简 介

本书由临床一线的专家团队编写，讲解了高血压患者最为关切的问题。全书共七章392问，对高血压病的概念及治疗，继发性高血压病因与防治，围手术期和妊娠期高血压的用药、监测和控制目标，高血压并发症的危害及注意事项，低血压分类与治疗，常见降压药分类及适用范围，中医辨证治疗方法进行了详细解答。

本书内容翔实，通俗易懂，适合于基层医务工作者、高血压患者参考。

图书在版编目（CIP）数据

高血压知识问答 / 赵增毅，赵哲主编 . —北京：科学出版社，2023.10

（健康中国系列丛书）

ISBN 978-7-03-076221-4

Ⅰ.①高…　Ⅱ.①赵…②赵…　Ⅲ.①高血压－防治－问题解答　Ⅳ.① R544.1-44

中国国家版本馆 CIP 数据核字（2023）第 160158 号

责任编辑：于　哲 / 责任校对：张　娟
责任印制：师艳茹 / 封面设计：龙　岩

科　学　出　版　社 出版

北京东黄城根北街 16 号
邮政编码：100717
http://www.sciencep.com

三河市春园印刷有限公司　印刷

科学出版社发行　各地新华书店经销

*

2023 年 10 月第　一　版　开本：880×1230　1/32
2023 年 10 月第一次印刷　印张：6 1/4
字数：168 000

定价：71.00 元

（如有印装质量问题，我社负责调换）

编者名单

主　　编　赵增毅　河北省石家庄市第二医院

河北省糖尿病基础医学研究重点实验室

赵　哲　河北省石家庄市第二医院

河北省糖尿病基础医学研究重点实验室

副 主 编　位　庚　河北省石家庄市第二医院

河北省糖尿病基础医学研究重点实验室

李　娟　河北省石家庄市第二医院

河北省糖尿病基础医学研究重点实验室

李秀彩　河北省石家庄市第二医院

张莉莉　河北省石家庄市第二医院

河北省糖尿病基础医学研究重点实验室

李宏斌　河北省石家庄市第二医院

李　丽　河北省石家庄市第二医院

编　　者　（按姓氏汉语拼音排序）

安雪聪　河北省石家庄市第二医院

白继昌　河北省石家庄市第二医院

蔡　涛　河北省卫生健康委

蔡虹绯　河北省石家庄市第二医院

常　湛　河北省石家庄市第二医院

陈丽莎　河北省石家庄市第二医院

陈亚玲　石家庄市西部医学中心（井陉县医院）

崔　杰　河北省石家庄市第二医院

崔　颖　河北省石家庄市第二医院

杜茜倩　河北省石家庄市第二医院

高海娜　河北省石家庄市第二医院

高若愚　河北省石家庄市第二医院

巩彬彬　河北省石家庄市第二医院

郭伟宾　河北省石家庄市第二医院

韩　璐　河北省石家庄市第二医院

何金花　河北省石家庄市第二医院

何亚非　河北省石家庄市第二医院

胡富刚　河北省石家庄市第二医院

胡莉芳　河北省石家庄市第二医院

贾清华　河北省石家庄市第二医院

贾万明　河北省石家庄市第二医院

康文媛　河北省石家庄市第二医院

李计东　石家庄市西部医学中心（井陉县医院）

李静桥　石家庄市西部医学中心（井陉县医院）

李劭凝　河北省石家庄市第二医院

刘　珊　河北省石家庄市第二医院

刘丹枫　河北省石家庄市第二医院

刘红利　河北省石家庄市第二医院

刘利勇　石家庄市西部医学中心（井陉县医院）

刘曼曼　河北省石家庄市第二医院

刘新刚　石家庄市西部医学中心（井陉县医院）

娄　薇　河北省石家庄市第二医院

逯豫霞　河北省石家庄市第二医院

马星星　河北省石家庄市第二医院

马战国　河北省石家庄市卫生健康委

孟　娜　河北省石家庄市第二医院

孟　宁　河北省石家庄市第二医院

孟琳琳　河北省石家庄市第二医院

石梦莹　河北省石家庄市第二医院

宋国刚　石家庄市西部医学中心（井陉县医院）

孙师静　河北省石家庄市第二医院

谈力欣　河北省石家庄市第二医院

田金悦　河北省石家庄市第二医院

王　芸　河北省石家庄市第二医院

王改欣　河北省石家庄市第二医院

王国梅　河北省石家庄市第二医院

王丽慧　河北省石家庄市第二医院

王秀粉　河北省石家庄市第二医院

吴朋飞　河北省石家庄市第二医院

武婧如　河北省石家庄市第二医院

邢玉微　河北省石家庄市第二医院

徐行行　河北省石家庄市第二医院

徐素文　河北省石家庄市第二医院

杨　洋　河北省石家庄市第二医院

姚漫漫　河北省石家庄市第二医院

余继宁　河北省石家庄市第二医院

张　华　河北省石家庄市第二医院

张　欢　河北省石家庄市第二医院

张　茹　河北省石家庄市第二医院

张立颖　河北省石家庄市第二医院

张艳荣　河北省石家庄市第二医院

赵　倩　河北省石家庄市第二医院

赵惠叶　河北省石家庄市第二医院

赵晓琳　河北省石家庄市第二医院

周学智　河北省石家庄市第二医院

序

随着经济社会的发展和国民收入的不断提高，人民生活得到了极大改善。同时，因为生活习惯、行为方式、工作节奏的变化及老龄化社会的到来等因素，高血压患病人群不断扩大，其中包括脑卒中、冠心病、心力衰竭、肾脏损害在内的高血压严重并发症，这些并发症致残、致死率较高，已经成为重要的公共卫生问题，严重危害人民健康，给个人、家庭和社会造成沉重负担。

我国1958年、1978年、1991年、2002年进行的大规模高血压流行病学调查显示：高血压患病率分别为5.11%、7.73%、13.58%、17.56%。《中国居民营养与慢性病状况报告（2020年）》显示，我国18岁及以上居民高血压患病率为27.5%，高血压人数超过2.45亿。《中国高血压防治指南（2018年修订版）》显示，我国18岁及以上居民高血压患病率为27.9%，高血压患病率随年龄增长而明显升高，65岁及以上人群的高血压患病率超过50%，高血压患病年轻化趋势也日益显著，18～24岁、25～34岁和35～44岁人群高血压患病率分别为4.0%、6.1%和15.0%。我国高血压患病率还存在较大的地区差异，整体呈现北方高、南方低，且大城市如北京、天津、上海等更高。18岁及以上居民高血压知晓率为51.6%、治疗率为45.8%、控制率为16.8%，与发达国家相比，依旧处于较低水平，高血压整体防治状况仍有待进一步改善，因此加强并普及高血压一级预防和二级预防知识显得尤为迫切。

党和国家高度重视人民群众的健康，把人民健康融入国家经济社会发展的大局，《健康中国行动（2019—2030年）》坚持"大卫生、大健康"的理念和预防为主、防治结合的原则，围绕疾病预防和健康促进两大核心，提出将开展15项重大专项行动，促进以治病为中心向以健康为中心转变，提高人民健康水平。"健康知识普及行动"和"心脑血管疾病防治行动"分别位列第1项和第11项。

闻及河北省石家庄市委、市政府非常重视并组织落实《健康中国行动（2019—2030年）》，制定了《健康石家庄行动》规划和目标任务，很受鼓舞。市政府推动的由石家庄市第二医院牵头组建的石家庄市新华医疗集团于2019年成立至今，深入践行强基层、保网底的卫生政策，做了大量卓有成效的工作，比如：举办培训班，对基层医务人员进行高血压、糖尿病等慢性病防治知识培训，提升社区医务人员的业务水平；组织专家深入社区医疗服务中心、站、卫生院，出诊带教，提高基层医务人员的预防和医疗服务能力；编辑、发放科普著作；建立信息化健康服务平台，通过线上、线下联动等多种形式宣传普及健康知识，提高居民健康意识等工作。市委、市政府专门划拨土地、筹集资金，由石家庄市第二医院组织建设"石家庄市慢性病防治中心"，完善医防服务功能和平台，相信有市委、市政府的支持，经过石家庄市第二医院的努力，必将为健康石家庄、健康河北、健康中国建设做出贡献。

由赵增毅教授、赵哲教授主编的《高血压知识问答》，是继去年《糖尿病知识问答》出版后，为"健康中国系列丛书"再添新作，该书以问答形式对高血压及低血压的基础知识、治疗方法、并发症防治、健康教育与管理及中医药应用等方面提出问题并予以解答，对常用降压药物进行了详尽的讲解，该书的出版发行也是践行《健康中国行动（2019—2030年）》中，第1项"健康知识普及行动"和第

11项"心脑血管疾病防治行动"的具体体现。

该书形式新颖，内容丰富，通俗易懂，高血压患者可从中学到适合自己的知识而受益，又适合于大众学习参考，更是基层医务人员需要的好教材，值得普及推广。

周玉杰

2023年4月

周玉杰，主任医师，教授，心血管博士后，博士生导师，北京学者；国家有突出贡献中青年专家，国家卫生计生委突出贡献专家。首都医科大学附属北京安贞医院常务副院长，北京市心肺血管疾病研究所常务副所长，中国医师协会介入心脏病协会主任委员，中国医疗保健国际交流促进会医疗质量控制委员会主任委员，中国老年保健医学研究会慢病防治管理委员会主任委员，2019年6月荣获美国C3（复杂心血管介入治疗）终身成就奖。

前　言

　　2019年7月，国务院公布了《关于实施健康中国行动的意见》（国发〔2019〕13号），贯穿始终的指导思想是"预防是最有效最经济的健康策略"，从干预健康影响因素、维护全生命周期健康和防控重大疾病三方面提出了实施15项专项行动。国务院发布了《健康中国行动（2019—2030年）》，对15项行动进行了细化，并制订了达成的目标和行动措施。同时，为了推进健康中国的全面实施，国务院成立了健康中国推进委员会，下发了《关于印发健康中国行动组织实施和考核方案的通知》。

　　《健康中国行动（2019—2030年）》给出的背景数据是："全国现有高血压患者2.7亿、脑卒中患者1300万、冠心病患者1100万；糖尿病患者9700万；慢性阻塞性肺疾病患者近1亿；每年新发癌症380万，总体癌症发病率平均每年上升3.9%。"心脑血管疾病、癌症、慢性呼吸系统疾病、糖尿病四类慢性病严重危害人民健康，其所导致的死亡人数约占总死亡人数的88%，所致疾病负担占疾病总负担的70%以上。随着社会经济的发展和生活方式的变化，这些慢性疾病的发生率逐年递增，而致死、致残给家庭和社会造成了沉重的负担。

　　因此，应提高居民健康知识的知晓率，改变不健康的生活方式，减少或延缓疾病的发生，以实现《健康中国行动（2019—2030年）》制订的目标，即到2030年，全国居民健康素养水平不低于30%，其中基本知识和理念素养水平、健康生活方式与行为素养水平、基本技能素养水平提高到45%、25%、30%及以上，居民基本医疗素养、慢性病防治素养水平提高到28%、30%及以上。"健康知识普及行动"的实施则是目标实现的基本要素。

为帮助基层医务人员和广大人民群众更好地了解、掌握高血压的防控知识，促进"健康知识普及行动""心脑血管疾病防治行动"的推进，我们编写出版了"健康中国系列丛书"之《高血压知识问答》，本书是《糖尿病知识问答》（2022年出版）的姊妹篇。

《高血压知识问答》，全书分为基础篇、继发性高血压、特殊高血压、高血压并发症、低血压、降压药、高血压与中医中药七章，以问答的形式对高血压以及低血压的基础知识、治疗方法、并发症防治、健康教育与管理以及中医药的应用等方面提出了392个问题，并做出了简明扼要的回答。

本书内容丰富，文字简练，通俗易懂，既适合于基层医务人员学习掌握，又便于大众阅读参考，具有很强的实用性、可读性，希望通过本书为健康中国做出贡献。

感谢各位同道在编写过程中的辛勤付出，在此对参与编写的专家和参考文献作者等一并致谢。感谢全国心血管病知名专家，安贞医院副院长、博士生导师周玉杰教授为本书作序。

因编者水平所限，本书若有不妥之处，望读者和同道批评指正。

编　者

2023年3月1日

目 录

第一章

基础篇

第一节　高血压概论

一、流行病学

 1. 我国高血压的患病率是怎样的？

　　我国分别于1958年、1978年、1991年、2002年进行的大规模高血压流行病学调查显示，高血压患病率分别为5.11%、7.73%、13.58%、17.56%。2002～2015年进行的三次高血压抽样调查结果显示，人群高血压患病率总体呈上升趋势。我国最近的高血压患病率数据来自2018年发表的全国高血压调查（China Hypertension Survey，CHS）的结果，我国18岁及以上年龄人群高血压的患病粗率为27.9%，加权患病率为23.2%，据此推算，约每4个成人中就有一个是高血压患者，高血压总患病人数达2.44亿，与1958～1959年、1979～1980年、1991年、2002年和2012年进行的5次全国范围高血压抽样调查相比，虽然各次调查总人数、年龄和诊断标准不完全一致，但患病率总体呈增高趋势，人群高血压患病率随年龄增长而显著增高。

 2. 我国高血压患者的年龄分布是怎样的？

　　我国人群高血压患病率的年龄分布随年龄增长呈显著升高

的趋势，据《中国居民营养与慢性病状况报告（2015年）》显示，我国18岁及以上居民的高血压患病率为25.2%，18～24岁、25～34岁、35～44岁的青年高血压患病率分别为4.0%、6.1%、15.0%，35～44岁年龄组的高血压患病率已接近17.0%。《中国高血压防治指南2018》显示，我国18岁及以上居民的高血压患病率为27.9%，高血压患病率随年龄增长而明显升高，65～74岁年龄组有高血压的人数超过50%。35～64岁是高血压患病率上升最快的年龄段，高血压患病年轻化趋势日益显著。

❇ 3.我国高血压患者的区域分布是怎样的？

我国高血压患病率的区域分布存在较大地区差异，整体呈现北方高、南方低，且大城市如北京、天津、上海等更高。在全国31个省（自治区、直辖市）中，高血压患病率最低的是湖南，城市和农村间患病率差异较小。城市人群高血压患病率最高的是北京，为36%，农村人群最高的是上海，为39.2%。北方高、南方低的现象仍存在，但目前差异正在转变，呈现出大中型城市高血压患病率较高的特点，如北京、天津和上海居民的高血压患病率分别为35.9%、34.5%和29.1%。农村地区居民高血压患病率增长速度较城市快，2012～2015年全国调查结果显示农村地区患病率（粗率28.8%，标化率23.4%）首次超越了城市地区（粗率26.9%，标化率23.1%）。

❇ 4.我国高血压发病有什么特点？

我国人群高血压发病有两个比较显著的特点。

（1）从南方到北方，高血压患病率递增；男性高血压患病率高于女性，大中型城市高血压患病率高于其他地区。农村地区居民高血压患病率增长速度较城市快。

（2）不同民族之间高血压患病率存在差异；藏族、满族及蒙古族高血压患病率较汉族人群高，而回族、苗族、壮族、布依族高血压患病率均低于汉族人群。

5.我国高血压控制情况如何？

我国高血压患者的知晓率、治疗率和控制率（粗率）近年来明显提高，但总体仍处于较低水平，分别达51.6%、45.8%和16.8%。不同人口学特征比较，知晓率、治疗率和控制率均为女性高于男性，尤其贫困、偏远地区高血压的控制率更低，与知识普及率较低，人群降压意识差，一些有条件接受降压治疗的患者未就诊，失访或被要求治疗但未接受或坚持治疗有关。城市高血压知晓率、治疗率及控制率显著高于农村；南方地区居民高血压知晓率、治疗率及控制率较北方地区高；不同民族比较，少数民族居民高血压知晓率、治疗率及控制率低于汉族。

6.我国高血压患病率为什么增长较快？

我国高血压发病率之所以增长如此迅速，与我国人民生活改善、经济快速发展、生活习惯改变密切相关。首先，生活水平提高，人们经常食用肉、鱼、蛋类食品，摄入动物脂肪及胆固醇过多。其次，吸烟饮酒的人不断增多，同时社会竞争激烈、生活节奏快导致人们劳累程度及精神压力增加，高血压危险因素增多，这必然导致高血压发病率增高。而伴随医疗条件、卫生环境改善，传染病和流行病得到控制，人们的平均寿命得以延长，随着年龄的增长，高血压发病人群增多，导致高血压发病率进一步增长。

7.哪些人群容易患高血压？

（1）性别因素：男性患高血压概率比女性高。

（2）年龄因素：50岁以上的男性发病率比较高，绝经期以后的女性发病率也逐渐升高。

（3）遗传因素：如果父母都有高血压，则子女高血压发病率高于正常人。

（4）不良生活习惯：吸烟、酗酒、高盐饮食、工作压力大、生活节奏快、精神紧张（焦虑、担忧、愤怒、恐惧、恐慌）、高脂高糖饮食、生活作息不规律这些习惯容易诱发高血压。有以上危险因素的易患人群一定要定期监测血压，每天早晨醒后和晚上临睡前测量血压，并做好记录，以方便就诊和制订用药方案。

高钠、低钾膳食，超重和肥胖是我国人群重要的高血压危险因素。

❖ 8.高血压会遗传吗？

高血压具有明显家族聚集性，60%的高血压患者有高血压家族史。高血压的遗传主要是基因显性遗传和多基因关联两种遗传方式。遗传因素体现在血压升高发生率、血压数值、并发症发生及其他有关因素方面，如肥胖。

二、血压的形成及影响因素

❖ 9.血压是如何形成的？

血压形成的基础是有足够循环血量，当心脏收缩射血时血液在血管内流动，血液对血管壁形成侧压力，大动脉有弹性回缩力，从而维持血液对血管壁的一定侧压力，推动血液流动，保证血压的正常和稳定。

10.如何正确测量血压？

测量血压前30分钟内避免吸烟、摄入咖啡因及运动；选择安静舒适的环境，排空膀胱；坐在有靠背的座椅上，双足平放于地板；选择适合上肢臂围的血压计袖带，手臂裸露于桌面，上臂中点与心脏平齐，放松3～5分钟后连续测量3次，每次间隔1分钟，采用后2次测量均值。

11.台式水银血压计与家庭常用的电子血压计有何不同？

首先是充气方式不同，台式水银血压计属于手动充气和放气，电子血压计自动加压、放气，更简单、方便。其次是准确性不同，水银血压计本身是准确的，但是操作步骤多，测量准确度受多种因素影响，故测出来的结果有时并不十分准确；而电子血压计经过多次更新升级，测量数值更客观、准确。

12.影响血压的因素有哪些？

影响血压的因素主要有五个方面：一是每搏输出量，心脏每搏输出量增加时，收缩期泵入主动脉的血量增加，管壁承受的压强增大，收缩压升高；二是外周阻力，外周阻力增大时，心脏舒张期血液流向外周的速度减慢，留在主动脉的血量增多，舒张压增高；三是心率，心率增加时舒张期缩短，大动脉流向外周的血量减少，舒张末期留在主动脉的血量增加，舒张压增高；四是主动脉和大动脉管壁弹性，管壁弹性减弱时对血压的缓冲作用减弱，收缩压增高；五是循环血量与血管容量，血量增加则舒张压增高。

13.什么是收缩压（高压），影响收缩压的因素有哪些？

收缩压是当心脏收缩，将心室内的血液射入主动脉和大动脉时血液对动脉血管壁产生的侧压力。影响收缩压最主要的因素是心脏收缩力、血容量、大动脉弹性。心排血量增加如血容量增加，以及外周血管弹性降低，如老年人血管壁弹性降低，都可以导致收缩压升高。

14.什么是舒张压（低压），影响舒张压的因素有哪些？

舒张压是心脏在舒张期动脉血管弹性回缩时，血液对血管的侧压力，主要影响因素是外周血管弹性和心率，血管壁弹性差如动脉粥样硬化及心率增快均会引起舒张压升高。

15.什么是脉压？

脉压（脉压差）是收缩压（高压）与舒张压（低压）之间的差值，正常值为40mmHg。脉压大于60mmHg称为脉压增大，小于20mmHg称为脉压减小。当发现脉压增大或者减少时，要尽快到医院查明病因，因为脉压增大对动脉血管内皮细胞有一定损伤，可加重动脉硬化，加重心、脑、肾等脏器的损害。脉压变小也会影响血管弹性，导致心血管疾病的发生，诱发心绞痛或心肌梗死。

16.影响脉压的因素有哪些？

凡是能影响收缩压和舒张压的因素都能影响脉压。如每搏输出量，当每搏输出量增加时，收缩压升高，而舒张压变化较小，脉压加大；反之，每搏输出量减少时，收缩压下降，脉压减小。再如心率，心率减慢时，舒张期射血时间延长，舒张末期动脉的残余血量少，舒张压降低，脉压加大；反之，心率加快，舒张压升高，脉压减小。

17. 饮食对血压有什么影响？

饮食对血压有非常大的影响，营养摄入不均衡的饮食习惯会导致人体肥胖，进而产生胰岛素抵抗等情况，容易导致血压升高。在饮食中摄入过多的盐和脂肪，同时缺乏水果、蔬菜、全谷物摄入的饮食习惯，容易导致血压升高。

18. 精神因素对血压有什么影响？

长期精神紧张、压抑、心理矛盾冲突、急剧而强烈的精神创伤及心理与社会因素是引起血压升高的重要原因，不予重视及干涉最终将导致高血压的发生。常见的精神因素有焦虑和激怒，焦虑通过作用于下丘脑-脑垂体-肾上腺皮质轴，使肾上腺素分泌增加，心率加快，心排血量增加，导致收缩压增高。激怒则是由于去甲肾上腺素的作用，使周围血管阻力增高从而使舒张压上升，引发高血压。

19. 如何降低精神因素对血压的影响？

降低精神因素对血压的影响，需要我们从日常生活中做起。一是适量运动，运动可降低交感神经兴奋、缓解紧张情绪、减轻体重，降低高血压发生风险。建议根据自身条件适量有氧运动、进行肌肉力量练习及柔韧性练习。二是保持心理平衡，日常生活中注意保持积极乐观的心态、良好的心情、充足的睡眠，避免负面情绪、熬夜及过度焦虑，必要时积极接受心理干预。这样既可以保持血压平稳，又可以减少并发症的发生。

三、高血压诊断

◈ 20.什么情况可以诊断为高血压？

非同日多次测量血压，3次及以上收缩压≥140mmHg和（或）舒张压≥90mmHg就可确诊为高血压。测量血压时需应用经核准的水银柱或电子血压计，测量安静休息坐位时上臂肱动脉部位血压。

◈ 21.高血压分几级，分级标准是什么？

根据血压升高水平，进一步将高血压分为1级、2级和3级（表1-1）。

表1-1　高血压分级

分类	收缩压		舒张压
正常血压	＜120mmHg	和	＜80mmHg
正常高值	120～139mmHg	和（或）	80～89mmHg
高血压	≥140mmHg	和（或）	≥90mmHg
1级高血压（轻度）	140～159mmHg	和（或）	90～99mmHg
2级高血压（中度）	160～179mmHg	和（或）	100～109mmHg
3级高血压（重度）	≥180mmHg	和（或）	≥110mmHg
单纯收缩期高血压	≥140mmHg	和	＜90mmHg
单纯舒张期高血压	＜140mmHg	和	≥90mmHg

注：当收缩压和舒张压分属不同级别时，以较高分级为准

22.高血压的发病原因有哪些？

高血压的发生与遗传因素、年龄及不良生活习惯等相关。在遗传表型上，遗传因素体现在血压升高发生率、血压高值、并发症发生及其他有关因素方面，如肥胖。不良生活习惯如高钠低钾饮食、吸烟、饮酒等，高血脂及高血糖等因素引起的心脏-血管及神经-激素调节异常也会引起高血压。

 23.如何早期发现高血压？

部分患者早期血压升高时即会出现临床症状，如晨起可以出现轻度头晕、头昏、手麻、头痛等不适。在生气或劳累时，也会出现头晕症状，此时应及时监测血压，并到医院就诊，以便发现早期血压改变。没有症状的患者也要定期监测血压，早期发现无症状的高血压。

四、两种常见的高血压

 24.什么是H型高血压？

H型高血压是指合并高同型半胱氨酸（Hcy）血症（Hcy ≥ 10μmol/L）的高血压。如果叶酸和B族维生素摄入不足就可能造成血液同型半胱氨酸的含量增高，高同型半胱氨酸血症是动脉粥样硬化的独立危险因素，可破坏血管内皮细胞，引发血管结构改变，导致血管功能紊乱，引起高血压。H型高血压有两种危险因素——高血压和高同型半胱氨酸血症，在导致心血管事件上存在明显的协同作用。

25. 什么是"白大衣高血压"？

白大衣高血压是指患者在医院诊室测量的血压值达到高血压标准，但在诊室以外环境时，动态血压监测数值在正常范围。高血压患者中有10%～30%为白大衣高血压。建议患者同时监测家庭血压和诊室血压。

五、高血压并发症

26. 高血压对心脏有什么影响？

高血压是"无声杀手"。高血压时由于外周血管阻力高，心脏把血液运送到外周血管就会特别"吃力"，血压控制不好，心脏只能让自己变"强壮"，进而出现代偿性心肌肥厚，此时症状并不明显。随着病情进展，心脏失代偿，心脏腔室变大，最终出现心肌缺血、心力衰竭、心律失常等并发症。

27. 高血压对脑血管有什么影响？

高血压是动脉粥样硬化性心脑血管疾病的首要危险因素。高血压患者更容易出现脑血管粥样硬化、斑块形成，如同水管生了锈，时间长了就会堵塞血管，出现脑动脉供血不足、脑梗死等缺血性脑血管病。此外，高血压患者还易发生脑出血，脑出血一旦发生，致死率和致残率都会升高。

28. 高血压对眼底有什么影响？

长期高血压会引起高血压眼底改变及视网膜病变，引起眼底动脉硬化，导致动脉缩短、粗细不均及迂曲，血管壁增厚，呈玻璃样改变。高血压还会导致视网膜及视神经水肿、眼底出血及硬性渗出，临床上表现为视物模糊、视力下降，视物有黑影飘动，似有烟雾感，甚至眼部出血导致失明。所以高血压患者要定期复查眼底，做到"早发现、早治疗"。

🏵 29.高血压对肾脏有什么影响？

高血压肾病是我国继糖尿病肾病后第二大导致慢性肾脏病的原因，可见高血压对肾脏危害极大。长期高血压会造成肾小球前动脉阻力持续增高，导致肾小球毛细血管处于高灌注、高滤过及高跨膜压的状态，使肾小球内高压，进而影响肾脏固有细胞的生长状态和生物学功能。逐渐出现肾动脉狭窄、肾缺血，导致肾小球硬化、肾小管萎缩，从而出现夜尿增多、轻-中度蛋白尿等，最终发展为肾衰竭。

六、高血压治疗

🏵 30.高血压治疗目标是什么？

原发性高血压不能治愈，但可以控制。高血压治疗目标是控制血压至目标值，降低服用降压药物的副作用，减少患者心、脑、肾及血管并发症发生，延缓动脉硬化进程和死亡风险，从而改善生活质量、延长寿命，使长期服用降压药物的支出远低于高血压引起并发症治疗时所需的费用，减轻家庭及社会的经济负担。

🏵 31.高血压综合控制目标是什么？

血压基本控制目标设定为＜ 140/90mmHg；对于能够耐受的，最大血压控制目标可以降至130/80mmHg以下；对于老年高血压患者可将 140 ～ 150/90mmHg 作为目标控制值。对于伴有糖尿病、慢性肾功能不全、心力衰竭或者冠心病的患者，要将血压控制在 130/80mmHg 以下。在降压治疗过程中，应该逐渐把血压降至目标血压，特别是对于老年人、高血压病程时间长、有靶器官损害及高血压并发症的患者，血压不要降得过快过低。

32. 高血压患者仅控制好血压就可以了吗？

血压控制在目标值可以减少和延缓心脑血管、眼底、肾脏疾病等并发症的发生发展，所以控制好血压非常重要。但是有相当一部分患者，虽然没有已知的心脑血管疾病危险因素，还是发生了心脑血管疾病。故对高血压患者的治疗仅仅控制好血压还不够，仍需要定期到医院复诊，积极预防并发症的发生。

33. 为什么部分高血压患者要补充叶酸？

高血压有多种分型，其中一个亚型称为 H 型高血压，即高血压同时伴有高同型半胱氨酸血症。中国高血压人群是高同型半胱氨酸血症的高发人群。引起同型半胱氨酸升高的原因包括维生素 B_6、维生素 B_{12}、叶酸摄入不足及遗传因素。针对 H 型高血压患者，叶酸与维生素 B_6、维生素 B_{12} 联合应用，可有效降低其血同型半胱氨酸水平，有利于血压控制。

34. 治疗高血压的口服药有哪些？

临床上常用口服降压药有以下六大类。
（1）利尿药：氢氯噻嗪、呋塞米等。
（2）钙通道阻滞药：硝苯地平、氨氯地平、非洛地平等。
（3）血管紧张素转化酶抑制药（ACEI）：卡托普利、培哚普利、贝那普利、依那普利等。

（4）血管紧张素Ⅱ受体拮抗药（ARB）：氯沙坦、缬沙坦、厄贝沙坦等。

（5）β受体阻滞剂：美托洛尔、比索洛尔等。

（6）α受体阻滞剂：乌拉地尔、酚妥拉明等。

◈ 35.药物治疗高血压为何因人而异？

（1）不同血压水平的高血压患者需要应用不同强度的降压药。使用降压药物时应监测血压，了解血压下降的程度，血压水平能否达标。如较目标值高或低均需调整药物，必要时应联合用药。

（2）高血压合并不同并发症的患者应选择不同种类药物，例如血管紧张素转化酶抑制药、血管紧张素Ⅱ受体拮抗药这两类降压药物，在肾功能严重损伤、血肌酐水平明显升高时就不能应用，此时可以选择钙通道阻滞药和利尿药。

（3）患者个体对降压药反应不同，降压疗效不同，出现副作用也不同。例如血管紧张素转化酶抑制药最常见副作用是干咳；钙通道阻滞药最常见副作用是水肿、面色潮红、心慌；利尿药使用时应注意有无低钾血症。所以患者服用降压药物出现副作用后应及时调整降压药物。

◈ 36.高血压患者如何优化生活方式？

（1）合理饮食：最主要是限盐，食盐摄入过多会明显升高血压或使血压难以控制。

（2）适量运动：运动可以使血管扩张，能有效降低摄入的热量，改善血管内皮功能。一般提倡有氧运动，推荐进行能轻微提高心率的方式，如散步，最好一周中有5天时间进行有氧锻炼。

（3）戒烟限酒：烟草对人体有危害，若不是社交刚需，建议戒烟，尽量不要长期饮酒。如果一定要喝，推荐每天摄入酒精含量20g以下，酒精摄入过多不利于控制血压。

（4）保持良好心态：保持相对平和的心态，有利于维持血压的平稳。

❖ 37.高血压患者每日摄入的食盐量是多少？

对于高血压患者，建议每天食盐摄入量不超过6g。血压越高，盐摄入量限制越严格。食盐的主要成分为氯化钠，摄入钠盐过多引起水钠潴留，血管内血容量增加，血管内压力上升，导致血压升高。低盐饮食后体内的钠离子不会增加，就不会因喝太多的水而引起血容量增加，不会导致血压升高。

❖ 38.高血压患者使用钾盐代替钠盐的益处是什么？

心脏的血管属于闭合系统，钠盐摄入过多会导致水钠潴留而引起血容量增加，血管壁压力会升高，从而导致血压升高。所以高血压患者应进行低钠饮食，每天将盐摄入量控制在6g以下，若血压较高时可控制至2g以下。而钾盐有对抗钠盐的效果，故高钾低钠盐能够降血压。因此高血压患者可以摄入高钾低钠盐以减少钠盐摄入，但应避免过量摄入钾，尤其是肾功能不全的患者更需注意。

❖ 39.高血压患者出现下肢水肿的原因有哪些？

（1）心源性因素：高血压引起心力衰竭，静脉血液不能回流至心脏，血液在外周淤滞，导致下肢水肿。

（2）肾源性因素：高血压导致肾功能不全，尿量减少，水钠排泄障碍，导致下肢水肿。

（3）药物因素：比如钙通道阻滞药硝苯地平，能直接扩张血管，引起下肢水肿，此种情况可通过药物减量或加用利尿药及调整用药消除。

40. 高血压合并糖尿病患者血压如何控制？

该类患者控制血压首选血管紧张素转化酶抑制药或血管紧张素Ⅱ受体拮抗药，降压同时可减少尿蛋白。其次可以联合钙通道阻滞药或β受体阻滞剂类、利尿药降低血压，同时要降低糖的摄入，降糖药物严格按照医嘱服用，严格控制血压和血糖。控制目标应低于140/80mmHg，部分没有并发症的年轻患者在不增加治疗负担的情况下，可将收缩压控制在130mmHg以内。

41. 高血压合并心力衰竭患者血压如何控制？

该类患者控制血压首先应限盐限水，控制体重，低脂饮食，戒烟限酒。选择血管紧张素转化酶抑制药及血管紧张素Ⅱ受体拮抗药类可逆转心室重构，改善心肌供血不足，预防心力衰竭进展，同时建议联合β受体阻滞剂，该类药物虽然降压作用相对较弱，但对于预防心室重构、减慢心率、缓解心力衰竭等副作用比较好。根据患者心力衰竭的程度，有时还可以联合服用保钾利尿药如螺内酯，有助于改善心室重构。该类患者建议降压目标为＜130/80mmHg。

42. 高血压能根治吗？

高血压分为原发性高血压和继发性高血压。目前原发性高血压尚无根治方法，但是通过生活方式干预、规律使用降压药物及控制其他心血管危险因素，将血压降至目标值，可以明显降低心、脑血管病发病率和死亡率。继发性高血压常见病因包括肾实质病变、肾动脉狭窄、原发性醛固酮增多症、嗜铬细胞瘤等，可以通过去除继发原因得以根治。例如嗜铬细胞瘤可以分泌儿茶酚胺，进而导致继发性高血压。通过手术摘除瘤体后可有效控制继发性高血压，这也是临床上可以治愈的一种继发性高血压。

七、难治性高血压

◈ 43.什么是难治性高血压？

在改善生活方式的基础上应用3种降压药物，其中包括应用噻嗪类利尿药如氢氯噻嗪片至少4周后，血压值仍高于140/90mmHg，或至少需要4种降压药物才能使血压达标时，称为难治性高血压。

◈ 44.哪些人群易患难治性高血压？

（1）未坚持规律口服降压药的患者。

（2）有不良生活方式的患者，如吸烟、过度饮酒、高盐饮食者。

（3）有糖尿病、血脂异常、慢性疼痛、肾功能不全、长期失眠、焦虑、肥胖的患者。

◈ 45.什么原因会导致难治性高血压？

（1）未坚持规律口服降压药。

（2）降压药选择使用不合理或剂量不足。

（3）同时应用拮抗降压的药物，如口服避孕药、环孢素、促红细胞生成素、糖皮质激素、非甾体抗炎药、抗抑郁药、可卡因，某些中药（如甘草、麻黄）。

（4）有不良生活方式，如高盐饮食、吸烟、过度饮酒、熬夜等。

46.何为假性难治性高血压?

患者在测量血压时,因为袖带选择不合适、袖带置于较厚衣物外面、听诊器置于袖带内、白大衣现象、治疗依从性差等情况,测得血压数值出现较大差异,这种情况称为假性难治性高血压。如白大衣现象,在医院门诊测量血压时,收缩压180～190mmHg,而在家测量的收缩压在120～130mmHg,舒张压在70～80mmHg;老年高血压患者伴有严重动脉硬化时测血压会出现袖带加压过程中难以压缩肱动脉,所测血压值高于动脉内测压值,收缩压测量值异常升高但未合并相关靶器官损害。

 47.哪些药物会造成难治性高血压?

口服避孕药(如米非司酮片、左炔诺孕酮炔雌醚片等),环孢素,促红细胞生成素,糖皮质激素(如甲泼尼龙琥珀酸钠、地塞米松磷酸钠注射液等),非甾体抗炎药(如对乙酰氨基酚、布洛芬、塞来昔布、吲哚美辛等),抗抑郁药(如多塞平、阿米替林等),可卡因,某些中药(如甘草、麻黄)等会造成难治性高血压。

48.如何治疗难治性高血压?

(1)提高治疗依从性,了解患者不能坚持治疗的原因,加强宣教,避免频繁更换药物;药物治疗尽量使用长效制剂,停用干扰降压的药物。

(2)纠正不良生活方式:控制体重,使体重指数小于24kg/m²;控制钠盐摄入,每日食盐摄入量小于6g;坚持高纤维低脂饮食,控制总热量摄入;坚持体育锻炼,每周运动3～5次,每次30分钟左右;戒烟限酒。

（3）合理选择降压药物：针对不同病因给予相应药物，如高盐饮食、老年患者及肾素-血管紧张素-醛固酮系统（RAAS）功能低下患者，应以钙通道阻滞药和利尿药为主，对于肥胖患者应增加ACEI/ARB剂量。基本药物治疗以应用血管紧张素转化酶抑制药（ACEI）/血管紧张素Ⅱ受体拮抗药（ARB）联合钙通道阻滞药再联合噻嗪类利尿药的三联治疗方案为主。

（4）积极治疗继发性疾病，对于继发性高血压在查出病因并有效去除或控制病因后，高血压往往可治愈或明显缓解。

（5）介入治疗，肾脏局部交感神经激活可导致难治性高血压，可行经皮导管射频消融去肾交感神经术治疗。

八、高血压急症和亚急症

✠ 49.什么是高血压急症？

高血压急症是指原发性或继发性高血压患者在某些诱因如严重精神创伤、剧烈情绪变化、神经反射异常、过度疲劳、寒冷刺激、气候变化、内分泌激素水平异常等作用下，交感神经张力及血液中缩血管活性物质大量增加，诱发短期内血压急剧升高（一般高于180/120mmHg），同时伴有进行性心、脑、肾等重要靶器官功能损害的一种严重危及生命的临床综合征。

✠ 50.高血压急症常见于哪些疾病？

高血压急症常见于高血压脑病、高血压伴颅内出血（脑出血和蛛网膜下腔出血）、脑梗死、心力衰竭、急性冠状动脉综合征（不稳定型心绞痛、急性心肌梗死）、主动脉夹层、嗜铬细胞瘤危象等。

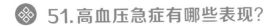 51.高血压急症有哪些表现?

高血压急症主要表现为短时间内血压急剧升高,同时出现明显头痛、头晕、眩晕、视物模糊与视力障碍、烦躁、胸痛、心悸、呼吸困难等,还可出现一些不典型的临床表现,如腹痛、恶心、厌食等胃肠道症状。

52.如何治疗高血压急症?

(1)一般治疗:应及时到医院救治,卧床休息、吸氧、监测生命体征、维持水电解质平衡、心理护理、预防并发症等。

(2)药物治疗:高血压急症主要通过降压药治疗,但降压药种类较多,针对不同疾病应选择合适的药物治疗。同时静脉使用降压药者,须严密观察意识、呼吸、心率,尤其应监测血压变化,以防生命体征骤降,危及生命。根据受累靶器官及肝肾功能状态选择药物。理想的药物应便于调节降压强度和速度,保护靶器官功能。经过初始静脉用药使血压趋于平稳后,可以选择口服药,静脉用药逐渐减量直至停用。

53.什么是高血压亚急症?

高血压亚急症是指血压在短时间内明显升高需要接受治疗但无急性高血压所导致的急性靶器官损害,患者可以有血压明显升高造成的症状,如头痛、头晕、面色苍白、胸闷、鼻出血、烦躁不安、多汗、心悸、心率增快、手足震颤及尿频等非特异性症状,多数患者是由于服药依从性不好或治疗不足造成的。

❖ 54.高血压急症与高血压亚急症有何区别？

高血压急症与亚急症唯一区别是有无新近发生的急性进行性心、脑、眼、肾靶器官损害。高血压急症与亚急症的区别不在于血压本身高低，而在于血压增高对脏器有无损害，一旦在高血压基础上出现靶器官损害则为高血压急症，未出现靶器官损害则为高血压亚急症。

❖ 55.如何治疗高血压亚急症？

治疗初期可在门诊或急诊观察室进行，应在充分休息并密切观察前提下，给予卡托普利、硝苯地平普通片或拉贝洛尔等短效降压药口服，从小剂量开始，用药后观察5～6小时，在24～48小时将血压缓慢降至160/100mmHg。2～3天后到心内科门诊调整降压药种类和剂量，此后可应用长效降压药将血压控制在最终目标值以内。

❖ 56.治疗高血压急症及亚急症的药物有哪些？

（1）治疗高血压急症的药物：应尽快静脉应用合适的降压药控制血压。

①血管扩张药：硝普钠是目前最有效的降压药物之一，硝酸甘油主要用于急性左心衰或急性冠脉综合征时的高血压急症。

②肾上腺素受体阻滞剂：乌拉地尔为选择性 α_1 受体阻滞剂，酚妥拉明为非选择性 α 受体阻滞剂，拉贝洛尔同时阻滞 α 和 β 肾上腺素受体。

③钙通道阻滞药：硝苯地平为二氢吡啶类钙通道阻滞药，一般在5分钟内出现显著降压效应。地尔硫䓬为非二氢吡啶类钙通道阻滞药，降压同时具有改善冠状动脉血流量和控制快速性室上

性心律失常的作用，主要用于高血压危象或急性冠脉综合征。在初始治疗阶段（1小时）降压幅度不要超过治疗前水平的25%，随后的2～6小时将血压降至160/100mmHg左右。

（2）治疗高血压亚急症的药物：可在24～28小时将血压缓慢降至160/100mmHg，可通过口服降压药控制，如氨氯地平片、贝那普利、缬沙坦、美托洛尔、非洛地平等，还可应用氢氯噻嗪等利尿药。具有高危因素的高血压亚急症也可住院治疗。

57.哪些药物不能用于治疗高血压急症？

高血压急症时不宜选用长效降压药物，且治疗初期不宜使用强效利尿降压药，除非有心力衰竭或明显液体容量负荷过重。急性冠脉综合征（不稳定型心绞痛、急性心肌梗死）患者不推荐应用硝普钠降压，因其可能引起冠状动脉缺血，并诱发反射性心动过速，增加心肌耗氧及导致心肌梗死后损伤。

第二节 老年高血压

一、概述

58.什么是老年高血压？

老年高血压指年龄≥65岁，在未使用降压药的情况下，非同日3次以上测量血压超过高血压诊断标准［收缩压≥140mmHg和（或）舒张压≥90mmHg］，满足以上条件者可诊断为老年高血压。

59.哪些原因可导致老年高血压？

随着年龄增长，老年人逐渐出现动脉血管硬化、血管顺应性及弹性降低；压力感受器敏感性下降，对容量、压力、外周阻力调节能力消失；高钠饮食后引起水钠潴留；血管内皮功能下降，引起血管收缩及舒张因子失衡，以上因素均可以导致血压升高，最终发展为老年高血压。

60.老年高血压的特点是什么？

（1）老年高血压以收缩压增高为主，舒张压多在正常水平甚至偏低。

（2）脉压增大：脉压＞60mmHg视为脉压增大，老年人动脉血管弹性变差，收缩压增高，舒张压降低，从而脉压增大。

（3）血压波动大，老年人压力感受器敏感性降低，动脉壁僵硬度增加，血管顺应性减低，导致老年人血压波动性增大。

（4）容易发生直立性低血压，自主神经系统调节功能减退，尤其伴有糖尿病、低血容量或应用利尿药、α受体阻滞剂等药物的患者，更易发生直立性低血压。

（5）血压昼夜节律异常：正常人血压波动呈现"两峰一谷"勺型血压，而老年高血压多呈非勺型、超勺型或反勺型血压。

（6）老年高血压常与多种疾病共存，并发症多。

（7）由于服药种类多，老年高血压患者治疗依从性差。

61.为什么老年人收缩压和舒张压差值（脉压）会较大？

（1）老年人动脉血管壁弹性纤维减少，胶原纤维增加，导致动脉硬化、血管顺应性及弹性逐年降低，不能够很好地扩张和收缩血管、调整血压，表现为收缩压升高，舒张压减小，导致脉压值增大。

（2）老年人收缩压升高，舒张压不升高或者是微微升高，导致脉压差增大。

（3）老年人高血压时大动脉管腔增大、管壁增厚，静息状态下血流量不变，但储备血能力降低，导致收缩压升高，舒张压降低，故脉压值增大。

二、老年高血压的控制与管理

◈ 62. 老年高血压的控制标准与年龄相关吗？

老年高血压控制标准与年龄相关，对于65～79岁的老年人，如血压≥140/90mmHg，需在生活方式干预同时加用降压药物治疗，将血压控制在140/90mmHg以下。对于80岁以上的老年人，如血压≥150/90mmHg，应服用降压药物治疗，将血压控制在150/90mmHg以下，若耐受性良好，可进一步将血压降至140/90mmHg以下；对于衰弱或80岁以上高龄的高血压患者，如血压≥160/90mmHg，应服用降压药物治疗，收缩压目标控制为小于150mmHg，但尽量不低于130mmHg。对于不同年龄层而言，如果患者对降压治疗耐受性良好，则不需要停止降压治疗。

◈ 63. 老年高血压与普通高血压用药相同吗？

老年高血压与普通高血压用药大致相同，常用降压药物包括钙通道阻滞药（CCB），血管紧张素转化酶抑制药（ACEI），血管紧张素Ⅱ受体拮抗药（ARB），利尿药及β受体阻滞剂。其中CCB、ACEI、ARB、利尿药及单片固定复方制剂均可以作为老年高血压降压治疗的初始用药或长期用药。

🔅 64.治疗老年高血压应注意什么？

老年高血压的治疗强调收缩压达标，在能耐受的前提下，从小剂量开始逐步使血压达标。患有其他共存疾病和衰弱症者应综合评估，个体化确定血压起始治疗水平和治疗目标值。降压治疗应以避免脑缺血症状为原则，宜适当放宽血压目标值。应注意监测血压变化，降压速度不宜过快，降压水平不宜过低。在开始服用降压药物治疗后，需注意监测血压变化，避免降压过快带来不良反应。如急性脑供血不足，会引发头晕、头痛、黑矇、晕倒，严重者还可能诱发急性脑梗死；心脏供血不足，会导致心慌、心悸，严重者诱发急性心肌梗死、恶性心律失常等；肾脏供血不足，会出现少尿、无尿，严重者导致肾前性急性肾衰竭。

🔅 65.老年高血压患者如何进行自我管理？

首先要保持良好的生活方式，如健康饮食、规律运动、戒烟限酒、保持理想体重、改善睡眠和注意保暖、避免情绪波动。其次要规律服药，遵从医嘱。最后要注意监测血压变化，如临睡前、清晨时间段及服药前的血压监测。

🔅 66.社会关注与社区支持对控制老年高血压有什么作用？

（1）老年高血压需要长期治疗，老年人生活自理能力下降，行动不便，更需要来自家庭、亲友和社会各方面在情感和物质上的支持，如果能充分利用身边资源，提高遵医行为，促进健康，那么社会支持就能有效改善老年高血压患者的应对方式，提高其治疗效果及心理健康水平。

（2）老年高血压患者具有血压波动大、易发生体位性血压波动、餐后低血压、血压昼夜节律异常、"白大衣高血压"等特点，常合并多种疾病，同时服用多种药物，需要个体化服药指导。

（3）社区医疗方便快捷，集治疗和预防于一体，社区医务人员对居民健康状况、生活习惯比较了解，干预措施更有针对性，除了医疗服务外，社区还可以提供人文关怀。因此由相对熟悉和信任的社区工作人员引导，能够提高其依从性。

第三节　儿童青少年高血压

一、概述

◈ 67.什么是儿童青少年高血压？

儿童青少年高血压是指18岁以下人群（简称"儿童"）3次或3次以上不同时刻收缩压和（或）舒张压大于等于同年龄同性别高血压的诊断标准。儿童青少年高血压诊断标准因为年龄不同而有一定差别，新生儿血压超过90/60mmHg，学龄前儿童血压超过110/70mmHg，学龄期儿童血压超过120/80mmHg，16岁以上青少年血压≥130/85mmHg即可诊断为高血压。

◈ 68.儿童青少年高血压有什么特点？

儿童时期发生的高血压以原发性高血压为主；多数表现为血压水平的轻度升高，通常没有不适感，无明显临床症状，常因为不易被发现而漏诊；严重的儿童青少年高血压需要严格筛查继发性高血压的可能。

❖ 69.测量儿童青少年血压应注意哪些问题？

（1）测量时应取得儿童配合，保持安静；一般采取坐位或卧位，婴幼儿可以由家长抱着测量。上臂可平放在支撑物上或用手轻轻托住被测手臂的肘部，使之与心脏处于同一水平面。

（2）根据不同年龄，选择不同宽度袖带。一般来说，袖带宽度应为上臂长度1/2 ～ 2/3。袖带过宽测得血压值较实际值偏低，过窄时则较实际值为高。

（3）应进行3次不同时间医生诊室测量血压来确诊高血压，两个测量时点间隔2周以上。

❖ 70.哪些原因可导致儿童青少年高血压？

导致儿童青少年原发性高血压原因较多，其中肥胖和盐摄入过多是关联性最高的危险因素。儿童青少年高血压的其他发病原因还包括父母高血压史、低出生体重、早产、睡眠不足、体力活动缺乏、精神压力、饮食习惯等。

❖ 71.影响儿童青少年血压的因素有哪些？

（1）肥胖：肥胖是儿童青少年原发性高血压最主要危险因素，肥胖人群发生高血压的概率是非肥胖人群的3倍。

（2）遗传：高血压与多个基因有关，呈明显家族聚集趋势。当父母双方或单方患有高血压时，其子女在18岁前发生高血压的概率明显升高。

（3）母亲妊娠时状态：患有妊娠期高血压或妊娠期吸烟孕妇，后代在儿童期或青春期发生高血压风险偏高。此外，宫内发育迟缓、宫内缺氧、早产、低出生体重儿也容易出现高血压。

（4）饮食：母乳喂养时间长短会影响儿童和青少年血压，通常喂养时间越短，血压越高。同时，长期高盐（高钠）、高热量饮食也容易引起血压升高。

（5）疾病影响：肾脏［肾实质和（或）肾血管］疾病、心脏疾病（主动脉狭窄）或内分泌疾病（原发性醛固酮增多症、先天性肾上腺增生、嗜铬细胞瘤和甲状腺功能亢进）均可影响儿童青少年血压，导致继发性高血压。

（6）药物影响：一些药物如维生素D、糖皮质激素类药物等，能够影响儿童青少年血压，可引起儿童青少年高血压。

（7）其他：吸烟、饮酒、不爱运动、所处地区海拔升高、精神紧张、睡眠时间不足等因素也与儿童青少年血压升高有关。

❋ 72.生活方式对儿童青少年血压有何影响？

生活方式会对儿童青少年血压造成的影响已确认，其中最主要是肥胖、饮食中摄入钠盐过多，其次是以坐为主的生活方式、不爱运动、吸烟、饮酒；其他如精神紧张、作息不规律、睡眠时间不足等因素也与儿童青少年血压升高有关。

二、儿童青少年高血压的治疗

❋ 73.治疗儿童青少年高血压多选用哪一类药物？

儿童青少年高血压药物治疗原则是从小剂量、单一用药开始，同时兼顾个体化，视疗效和血压水平变化调整治疗方案和治疗时限，必要时联合用药。推荐一线儿童降压药物，包括血管紧张素转化酶抑制药（ACEI），血管紧张素Ⅱ受体拮抗药（ARB），二氢吡啶类钙通道阻滞药（CCB）或噻嗪类利尿药；β受体阻滞剂可作为代替选择。

目前我国经国家药品监督管理局批准的儿童降压药品种有限，其中被批准儿童用药的血管紧张素转化酶抑制药仅有卡托普利；被批准儿童用药的利尿药有氨苯蝶啶、氯噻酮、氢氯噻嗪、呋塞米；被批准儿童用药的二氢吡啶类有氨氯地平；被批准儿童用药的肾上腺素受体阻滞剂有普萘洛尔、阿替洛尔及哌唑嗪；而血管紧张素Ⅱ受体拮抗药类药物目前尚无被批准的儿童用药。

❖ 74.如何改善生活方式治疗儿童青少年高血压？

儿童青少年高血压，应从调整饮食结构、控制体重和加强体育锻炼着手。

（1）要减少盐的摄入。盐摄入的增加，不仅可引起高血压，而且影响抗高血压药的作用。

（2）要控制体重。目前认为体重增加与高血压的发生有肯定的关系，也是预测高血压发生的重要指标。

（3）多吃富含钾的食物（主要是水果），钾可以缓解钠的摄入。

（4）生活环境宽松，避免工作学习负担过重等。

第二章

继发性高血压

第一节　肾性高血压

一、概述

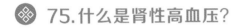 **75.什么是肾性高血压？**

　　肾脏是调节血压的重要器官。肾实质性病变和肾血管病变导致的血压升高，被称为"肾性高血压"。疾病早期无特殊表现，常合并慢性肾病。当出现应用药物无法控制的高血压或者无法解释的慢性肾病时，要考虑是否为肾性高血压。肾性高血压是最常见的继发性高血压。

76.肾性高血压的发病率如何？

　　在相关数据统计中，肾性高血压占成人高血压的5%～10%。我国慢性肾脏疾病的患者中，高血压的患病率为58%～86.2%，知晓率为85%，治疗率为81.0%，然而血压控制率仅仅为33.1%。也就是说，肾性高血压在继发性高血压中发病率高，但血压控制达标率却是相对比较低的。发病率高、控制率差是肾性高血压人群的一个现状。

🎴 77.什么原因会引起肾性高血压？

人类寿命的延长，生活方式的改变（进食盐多、睡眠障碍等），基础疾病（原发及继发性急慢性肾小球疾病、慢性肾盂肾炎、药物及放射原因引起的间质性肾病等）的增多，先天性肾动脉发育异常、大动脉炎、肾动脉纤维肌性发育不良、肾移植等，都可导致肾性高血压。

🎴 78.肾性高血压分几类？

肾性高血压按照其部位、病因不同大致可以分为2类。

第一类为肾实质性高血压：包括急慢性肾小球肾炎、糖尿病肾病、慢性肾盂肾炎、多囊肾和肾移植后等多种肾脏病变引起的高血压。

第二类为肾血管性高血压：肾脏是个"滤器"，肾血管就像是"进水管"和"出水管"，尤其是肾动脉这个"进水管"。当这条水管被堵住的时候，肾脏将受到损伤而出现缺血，继而发生一系列序贯反应，最终导致高血压的发生。

二、肾实质性高血压

🎴 79.什么是肾实质性高血压？

肾脏就像是一个个小"单元格"组成的"网格"。肾脏本身的疾病，包括各种各样的肾炎、多囊肾、糖尿病肾病、肾移植等，会造成这些小的"单元格"减少，导致肾脏过滤钠和水的功能下降，过多的钠和水滞留在身体内，会造成血压升高；肾实质损害的同时常伴有肾内血管-肾细小动脉的狭窄，导致肾脏"单元格"供血不足，这两种情况相伴相行，导致肾脏缺血、缺氧的情况加剧；最后肾脏疾病打破了机体的平衡状态，体内代谢产物、药物、毒物等对身体有害的物质排不出去，而氨基酸、蛋白质、葡萄糖等对身体有利的物质重吸收障碍，同时肾素、前列腺素等多种升血压因子释放，最终引起高血压的发生。

80.肾实质性高血压有哪些表现？

肾实质性高血压起因于肾脏，除了原发性高血压的临床表现外，还有以下表现。

（1）突发的高血压或原有的高血压突然恶化，通常无家族史，表现为急性且难以控制的高血压。

（2）伴随肾脏疾病的一些表现，如腰痛、血尿、水肿等，甚至有些患者会出现跛行、臀部放射痛等下肢供血不足的症状。

（3）部分肾动脉栓塞患者会出现腹痛、发热、白细胞升高。

（4）除肾脏的原发疾病表现外，还会出现心脑血管、眼底等病变的临床表现。

肾脏本身疾病引起的高血压，需要到医院就诊，查找高血压的原因。

81.如何诊断肾实质性高血压？

肾实质性高血压筛查分为三步曲。

第一步：正规医院就诊。心血管内科、内分泌科、肾内科是首选。

第二步：完善辅助检查。尿常规、尿微量白蛋白/尿肌酐、血肌酐、泌尿系统超声等。

第三步：配合医生是关键。有些高血压患者需要做肾穿刺、肾血管造影、肾盂造影等特殊检查，需要听从专业建议，再结合自己的情况作出决定。

82. 如何治疗肾实质性高血压?

（1）治疗原发病：不同类型肾脏疾病的治疗方案各不相同，针对病因的治疗是重中之重。

（2）控制血压是关键：一旦确诊高血压，生活方式调节的同时启动降压药物治疗；推荐慢性肾病患者血压控制目标为＜140/90mmHg，若合并显性蛋白尿则血压控制在≤130/80mmHg，建议血压尽早且长期达标。但对于一些特殊人群，如糖尿病、肾透析、儿童、肾移植等患者血压控制目标各不相同，需要听从专科医师建议。

另外，可以选择中西医结合治疗的方式。对于高血压时间长，血压持续较高者，可通过改善生活方式，西药降压治疗同时辅以中医中药，最终达到降压目的。

 83. 日常生活中肾实质性高血压患者应注意什么?

在治疗中，医师提供合理的治疗方案非常重要，患者按时复查、生活方式干预也要贯穿整个治疗过程。

（1）戒烟限酒：在肾实质性高血压中，吸烟、饮酒会增加相关并发症的发生与发展。

（2）规律监测血压：建议每周测量2～3天，每天早、晚各测量2次血压。

（3）控制体重：与正常人群相比，肥胖患者需要代偿性维持较高的血压才能抵消肥胖所导致的肾小管重吸收水钠增加，以保持水钠平衡。因此建议肥胖患者控制能量摄入，适当增加体力活动，重度肥胖的患者可在营养科医师的指导下进行减重。

（4）控制钠的摄入：世界卫生组织推荐每日食盐摄入量应小于5g，同时可增加钾盐摄入。

（5）保证睡眠：睡眠障碍可引起中枢神经功能紊乱和交感

神经兴奋，导致高血压，因此保持良好的睡眠也是控制血压的关键。

（6）适当的体育运动：适当的体育运动可以控制体重，调节情绪及睡眠，帮助控制血压。

（7）合理膳食：多吃蔬菜水果，少吃动物脂肪。合理的饮食结构不仅可以帮助控制血压，还可以调节肠道菌群，保持身心舒畅。

三、肾动脉狭窄性高血压

 ## 84.什么是肾动脉狭窄性高血压？

肾动脉狭窄性高血压是指肾动脉狭窄引起的高血压，临床中非常常见。主要因为肾动脉先天发育异常，或动脉粥样硬化而导致肾动脉狭窄、闭塞，肾脏的血流灌注不足，从而引起血压升高。

 ## 85.肾动脉狭窄性高血压有哪些表现？

肾动脉狭窄性高血压表现为出现高血压后即迅速进展，舒张压明显升高，难以控制。重症患者出现恶性高血压，舒张压高于130mmHg。部分患者因单侧肾动脉狭窄所导致的肾血管性高血压，若血压长久控制不佳，可引起对侧肾损害。

部分肾动脉狭窄性高血压患者伴有四肢动脉狭窄、颈动脉狭窄等，可合并轻度低血钾、缺血性肾病等。

 ## 86.如何诊断肾动脉狭窄性高血压？

肾动脉狭窄性高血压的诊断主要依靠影像学检查。

初筛主要依靠肾脏超声。彩色多普勒超声能观察肾动脉及肾内血流变化，提供肾动脉狭窄的间接信息。其次是放射性核素检查，此检查阳性率低，需要结合卡托普利肾显像实验，从而提供诊断的间接信息。

主要检查手段包括磁共振、螺旋CT血管造影、肾动脉血管造影。其中确诊的"金标准"为肾动脉血管造影，能准确限制肾动脉狭窄的部位、范围、程度及侧支循环形成情况。

❖ 87.如何治疗肾动脉狭窄性高血压？

肾动脉狭窄性高血压常可通过药物以及手术方式进行治疗。

（1）药物治疗：首选钙通道阻滞药（如苯磺酸氨氯地平、非洛地平缓释片等），也可以加用β受体阻滞剂（如琥珀酸美托洛尔、富马酸比索洛尔等）。如果肾动脉狭窄是因动脉粥样硬化所致，还需服用抗血小板药物（如阿司匹林等），他汀类降胆固醇药物（如阿托伐他汀钙片、瑞舒伐他汀钙片等）。肾动脉狭窄性高血压，需慎用血管紧张素转化酶抑制药和血管紧张素Ⅱ受体拮抗药这两类药物，即普利和沙坦类药物（如卡托普利、替米沙坦、缬沙坦等），因为这两类药物可能会加重肾功能的损伤，导致肾小球滤过率减少，血肌酐水平升高。

（2）手术治疗：主要适用于药物控制不佳，或肾动脉狭窄非常严重的患者。一般可采取介入手术或外科手术治疗。通过介入手术中的肾动脉支架置入术，快速开通狭窄的肾动脉；也可通过外科手术中的血管旁路移植等手术，改善肾脏血流灌注，从而治疗肾动脉狭窄引起的高血压。

❖ 88.日常生活中肾动脉狭窄性高血压患者应注意什么？

肾动脉狭窄性高血压患者日常注意事项：一是规律口服降血

压、降血脂药物，不要擅自停药或者改变药物剂量，同时密切监测血压变化。二是尽量戒烟、戒酒，饮食要以清淡为主，减少油腻及高盐、高钾类饮食，避免加重高血压病情，可适当进食一些瘦肉、奶类、鱼肉等含优质蛋白的食物和维生素含量比较丰富的食物。

第二节　内分泌性高血压

一、概述

89.什么是内分泌性高血压？

内分泌性高血压是常见的继发性高血压之一，在所有高血压患者中所占比例约为10%，好发于40岁以下的患者，主要是由于内分泌组织增生或肿瘤等疾病导致机体过度分泌激素（如儿茶酚胺、糖皮质激素、醛固酮），引起血压的异常升高。

90.内分泌性高血压有哪些表现？

内分泌性高血压患者除了头晕、头痛、乏力等一般高血压的症状外，临床表现还会因所患原发疾病的不同而各具特点，如原发性醛固酮增多患者血压为轻度或者中度升高，重度高血压少见。

91.哪些疾病会导致内分泌性高血压？

目前发现可引起内分泌性高血压的疾病已超过15种，主要包括原发性醛固酮增多症、嗜铬细胞瘤、原发性甲状旁腺功能亢进症、甲状腺功能亢进症、甲状腺功能减退症、库欣综合征等，其中以原发性醛固酮增多症最常见。

二、垂体病变继发的高血压

✤ 92.什么是垂体？

垂体是人体中最复杂的内分泌腺体，所产生的激素除了与身体骨骼和软组织的生长有关，还可影响其他内分泌腺体（甲状腺、肾上腺、性腺）的活动。通俗地讲，在全身所有器官中，垂体位高权重，官至"丞相"，负责指挥全身许多器官的运转。

✤ 93.垂体的功能有哪些？

垂体可分为神经垂体和腺垂体两部分。其中，神经垂体不含腺体细胞，不能合成激素。腺垂体是体内最重要的内分泌腺，是脑基底部靠近视丘下部一个樱桃状的器官，属于内分泌系统的一部分，可分泌多种激素，主要包括生长激素、催乳素、黑色素细胞刺激素、促甲状腺激素、促肾上腺皮质激素、促性腺激素（包括卵泡刺激素和黄体生成素）。

✤ 94.哪些脑垂体病变可以继发高血压？

垂体很小，却是人体内分泌的总指挥，指挥着甲状腺、性腺、肾上腺等内分泌腺体的工作。垂体分泌的这些激素的质或量发生改变，都会引起相应的临床表现。其中垂体瘤是最常见的垂体病变，可以引起腺垂体功能亢进症候群，如果分泌过多的生长激素，可导致巨人症或者肢端肥大症，可伴随高血压的发生；如果分泌过多的促肾上腺皮质激素可以引起皮质醇增多症，也会引起血压增高，同时还可能会有向心性肥胖、面色红润、皮肤紫纹、毛发增多及血糖升高等表现。同样地，垂体病变影响到催乳素、促甲状腺激素、促性腺激素等的变化时也会出现相应高血压的表现。

95.什么是肢端肥大症？

肢端肥大症是由分泌生长激素的垂体腺瘤引起的体内生长激素和胰岛素样生长因子-1分泌过多所致的体型和内脏器官异常增大，并伴有相应生理功能异常的内分泌与代谢性疾病。

该疾病会导致多种并发症，如高血压、糖脂代谢紊乱等，并与多种合并症相关，影响心血管系统是导致肢端肥大症患者死亡的主要原因。

96.肢端肥大症有什么特点？

肢端肥大症是一种罕见的疾病，每十万人中有40～70人患此类疾病。其特点如下。

（1）最先表现为手足厚大、面貌粗陋、头痛、乏力、腰酸背痛，鞋号、帽号常不断增大。

（2）病情明显进展时典型表现为面部皮肤增厚、增粗，额部多褶皱，嘴唇增厚，耳鼻长大，舌大而厚，音调低沉，头部骨骼变化如脸部增长、下颌增大，手指、足趾粗而短，手背、足背厚而宽。

（3）神经肌肉系统主要表现为不能安静、易怒、暴躁、头痛、失眠、肌肉酸痛，头痛以额部和双侧颞部为主。

（4）心血管系统病变是肢端肥大症患者死亡的原因之一，临床表现为心脏明显增大、心肌肥厚，同时伴有心脏收缩能力下降，心电图常显示电轴左偏、传导阻滞、心律失常。

（5）继发性糖尿病，空腹或随机血糖明显高于正常。

（6）肺部疾病发生率增加，呼吸道感染、哮喘、呼吸困难等的发生率升高。

97.为什么肢端肥大症患者会发生高血压？

到目前为止，肢端肥大症患者发生高血压的潜在机制尚未完全阐明，但普遍认为是长期过高水平的生长激素和胰岛素样生长因子-1（IGF-1）直接或间接作用于身体不同器官、系统所产生的综合效应，导致血容量增加，水钠潴留，刺激血管平滑肌细胞增殖，内皮细胞功能障碍，对血管紧张素的血管反应性增加，心排血量增加，外周血管阻力增加，阻塞性睡眠呼吸暂停综合征的发生和进展等。

98.如何诊断肢端肥大症导致的高血压？

首先需对有肢端肥大特点，怀疑有肢端肥大症的患者行确诊试验。

（1）口服葡萄糖-生长激素抑制试验：口服75g葡萄糖后分别在0分钟、30分钟、60分钟、90分钟及120分钟取血测定血糖及GH（生长激素）水平，GH谷值水平≥1μg/L。已确诊糖尿病的患者可用75g馒头餐替代OGTT（口服葡萄糖耐量试验）。

（2）血清IGF-1高于与性别和年龄相匹配的正常值范围（正常均值＋2SD）时，判断为血清IGF-1水平升高。

同时满足（1）（2）时考虑定性诊断明确，但需注意排除假阳性情况，如妊娠期、青春期后期。如满足（2）但不满足（1）时，仍建议进一步评估肢端肥大症诊断的可能性，必要时密切随诊。

99.肢端肥大症导致的高血压有哪些特点？

通常肢端肥大症性高血压表现为血压轻度升高，使用常规降压药较容易控制。与非肢端肥大症的高血压患者相比，肢端肥大症性高血压患者独特的高血压模式为舒张压升高和收缩压降低。从动态血压监测记录的结果来看，肢端肥大症性高血压患者中非勺型高血压的患病率更高（近50%）。非勺型高血压在其他类型的继发性高血压中也可以见到，并与心血管系统发病率和病死率增加相关。

值得注意的是，即使肢端肥大症能够得到成功治疗，其引起的血管异常和结构性异常所导致的高血压和糖尿病的缓解率也很低。

100.肢端肥大症导致的高血压与原发性高血压有何不同？

（1）病因不同：普遍认为肢端肥大症所导致的高血压的发生是多因素作用的结果，是长期过高水平的生长激素和胰岛素样生长因子-1直接或间接作用于身体不同器官、系统所产生的综合效应，包括血容量增加、水钠潴留等造成血压升高。而原发性高血压的病因为多因素，尤其是遗传和环境因素交互作用的结果，但具体机制尚不明确。在原发性高血压患者中，胰岛素样生长因子-1与血压水平呈负相关，这可能与胰岛素样生长因子-1的血管舒张作用以及胰岛素样生长因子-1对普通高血压患者心血管系统有保护作用，对舒张压的下降有益有关。

（2）血压升高程度不同：通常肢端肥大症性高血压为血压轻度升高，使用常规降压药较容易控制。与原发性高血压患者相比，肢端肥大症高血压患者有其独特的高血压模式，即舒张压升高和收缩压降低。

（3）治疗方法不同：肢端肥大症患者可以采取药物治疗或者放射治疗，原发性高血压一般采取药物治疗。

101.如何治疗肢端肥大症导致的高血压?

肢端肥大症性高血压可采用手术治疗、放射治疗及最常见的药物治疗。推荐肢端肥大症患者使用的降压药主要是血管紧张素转化酶抑制药、血管紧张素Ⅱ受体拮抗药、噻嗪类利尿药、钙通道拮抗药,这与普通高血压患者用药没有显著不同。最近的一项研究指出,与其他降压药相比,接受血管紧张素转化酶抑制药或血管紧张素Ⅱ受体拮抗药治疗后,肢端肥大症性高血压患者的心脏指数(采用心脏核磁测量)有所改善。鉴于肢端肥大症的并发症阻塞性睡眠呼吸暂停综合征会加重高血压,因此有效改善睡眠呼吸暂停综合征也是改善肢端肥大症患者血压的条件之一。

 102.日常生活中肢端肥大症导致的高血压患者应注意什么?

患有肢端肥大症引起的高血压的患者日常生活中需注意以下事项。

合理饮食、坚持运动、生活规律、控制体重、戒烟限酒、充足睡眠、少盐多菜,尽量避免需暂时憋气的活动,注意避免大喜大怒,避免急剧的温度变化引起血压的剧烈波动。此外,需定期监测血压及相关并发症情况,如心肌肥厚、心律失常等严重的心脏病变及睡眠呼吸暂停综合征等。

三、甲状腺病变继发的高血压

 103.哪些甲状腺病变可以继发高血压?

甲状腺激素是由甲状腺分泌的重要激素,负责调节人体的新陈代谢。无论是甲状腺功能亢进症（简称甲亢），还是甲状腺功能减退症（简称甲减）都可继发高血压。甲亢时，甲状腺激素作用于心脏，使心肌收缩力增强，心率加快，心排血量增加，全身血管阻力降低，导致血压升高，甚者甲状腺激素可与儿茶酚胺、肾上腺素、去甲肾上腺素共同作用，使血管收缩，导致血压升高。甲状腺功能减退时，代谢减慢，心率变慢，心排血量减少，全身血管阻力升高，也会使血压升高，此时以舒张压升高为主。

✤ 104.什么是甲状腺功能亢进症？

甲状腺功能亢进症简称甲亢，是指甲状腺腺体本身产生甲状腺激素过多而引起的甲状腺毒症，以神经、循环、消化等系统兴奋性增高和代谢亢进为主要表现，常见症状有易激动、烦躁、心动过速、食欲亢进、体重下降等。甲亢最常见的类型为毒性弥漫性甲状腺肿。

✤ 105.甲状腺功能亢进症有什么特点？

甲状腺功能亢进症临床表现以高代谢症候群及各系统的损害为主要特点，具体如下。

（1）高代谢症候群及神经兴奋性增高：主要表现为怕热、心悸、多汗、多食易饥而体重下降等高代谢症状，以及神经过敏、多疑、焦虑、手脚不自主震颤等神经兴奋性增高的症状。

（2）甲状腺肿：也就是常说的脖子增粗，用手触摸甲状腺多呈弥漫性肿大，听诊甲状腺时局部可听到血管杂音。

（3）突眼症：眼裂增宽，两眼直瞪，眨眼少。

（4）心血管及造血系统：心动过速、胸闷气短、血压升高及白细胞减少、贫血。

（5）消化系统：大便次数增多，严重者可出现水样便。

（6）泌尿生殖系统：男性乳房发育及性功能低下，女性患者月经量减少，甚至闭经。

（7）皮肤损伤：胫前（下肢胫骨前一横指处）黏液性水肿。

❖ 106.什么是甲状腺功能亢进症性高血压？

甲状腺功能亢进症性高血压属于继发性高血压的一种，占继发性高血压患者的13%。发生机制为甲状腺呈现高功能状态，持续产生和释放过多甲状腺激素，引起高代谢及交感神经系统兴奋性增加的一系列临床症状，甲状腺激素发挥正性肌力作用，增加心肌收缩力，从而在心脏搏动时心排血量增加，造成血压升高。

❖ 107.如何诊断甲状腺功能亢进症性高血压？

通过实验室检查和影像学检查予以明确诊断甲状腺功能亢进症性高血压。实验室检查包括甲状腺功能的测定和甲状腺相关抗体、甲状腺摄碘率等，影像学检查包括甲状腺彩超、甲状腺放射性核素扫描。

❖ 108.甲状腺功能亢进症性高血压有什么特点？

甲状腺功能亢进症性高血压以收缩压增加、舒张压降低、脉压增大、心动过速为主要临床特点。

（1）甲状腺激素直接作用于心肌细胞，提高心肌对儿茶酚胺作用的敏感性，心肌收缩力增强，从而引起心脏射血增多，收缩压升高。

（2）甲状腺激素分泌过多使交感神经兴奋性增加，引起心动过速和收缩压升高。

（3）甲亢时，代谢亢进，外周组织耗氧量增加致使外周血管扩张、动静脉交通支开放，阻力下降，表现为舒张压降低，脉压增大。

109. 甲状腺功能亢进症性高血压与原发性高血压有何不同？

甲状腺功能亢进症引起的高血压以收缩压增加、舒张压降低、脉压增大为特点。同时存在甲状腺功能亢进症本身的症状，如易激动、出汗、消瘦等表现，突出特点是患者心率偏快，更容易出现心绞痛、心力衰竭等并发症。

110. 如何治疗甲状腺功能亢进症性高血压？

治疗甲状腺功能亢进症性高血压时，要积极治疗甲状腺疾病，尽快使甲状腺功能恢复正常。可以先让患者血压恢复正常，再根据高血压治疗指南合理选择降压药物，甲状腺功能亢进症患者伴有心率快、血容量多时，可以选择β受体阻滞剂和利尿药联合控制血压。

111. 日常生活中甲状腺功能亢进症性高血压患者应注意什么？

一是不能食用含碘多的食物及药物，如海带、紫菜、海鲜等海产品及黄药子、昆布、夏枯草、海藻等药物；二是不能进食刺激性大的食物，如辛辣食物、咖啡、酒精、浓茶等；三是注意休息，补充B族维生素、维生素C。

112. 什么是甲状腺功能减退症？

甲状腺功能减退症是由多种原因引起的甲状腺激素合成及分泌减少，或其生理效应不足所致机体代谢降低的一种疾病。常见临床表现为畏寒、乏力、少汗、体重增加、记忆力减退、反应迟钝、食欲缺乏、便秘、皮肤纤维黏液性水肿等。

❀ 113.如何诊断甲状腺功能减退症导致的高血压？

若患者既往无高血压病史，血压的升高出现在甲状腺功能减退症（甲减）发病以后，且通过积极治疗原发疾病——甲减，血压也逐渐随之下降，甚至恢复正常，那么可以考虑诊断为甲状腺功能减退症性高血压。

❀ 114.甲状腺功能减退症导致的高血压有什么特点？

甲状腺功能减退症导致的高血压以舒张压升高为主。甲状腺功能减退症时，一是血脂代谢发生异常导致动脉粥样硬化，使血管弹性减弱、脆性增加，进而使外周血管阻力增加，舒张压升高；二是流经肾脏的血液减少，激活人体肾素－血管紧张素系统，进而发生水钠潴留，水钠潴留时机体为避免心排血量增高，组织过度灌注，全身阻力小动脉收缩，导致外周血管阻力增加，引起血压升高；三是去甲肾上腺素分泌增多，从而使外周小血管收缩，舒张压升高。

❀ 115.甲状腺功能减退症导致的高血压与原发性高血压有何不同？

甲状腺功能减退症引起的继发性高血压最主要的特征是舒张压升高、脉压减小，更易出现隐匿性高血压，这类患者与原发性高血压患者不同，当患者接受甲状腺激素替代治疗后，随着原发疾病——甲状腺功能减退症的控制，血压逐渐受到控制。

在甲状腺功能减退症所致的高血压与原发性高血压治疗过程中需要监测的不同地方在于前者需定期监测甲状腺功能变化，甲状腺功能正常后，舒张压可能随之恢复正常。

116.如何治疗甲状腺减退症性高血压？

首先积极治疗甲状腺疾病，可选用左甲状腺素钠片替代治疗，使甲状腺功能尽快恢复正常，部分患者的血压是可以恢复正常的，血压仍不能恢复正常者可根据高血压治疗指南合理选择降压药物。其次，甲状腺减退症性高血压患者应定期复查甲状腺功能和血压，及时就医，使甲状腺功能和血压保持长期稳定。

117.日常生活中甲状腺功能减退症性高血压患者应注意什么？

甲状腺功能减退症时由于影响脂代谢，促进动脉粥样硬化，因此日常饮食生活中应注意限制高胆固醇、高脂肪食物摄入，以清淡食物为主，增加富含膳食纤维的食物，避免便秘。若是碘缺乏所致甲状腺功能减退症，可适量进食含碘食物，如海带、紫菜等。

四、甲状旁腺病变继发的高血压

118.什么是甲状旁腺功能亢进症？

甲状旁腺功能亢进症常分为原发性、继发性和三发性三类。

原发性甲状旁腺功能亢进症，系甲状旁腺组织原发病变致甲状旁腺激素分泌过多导致的一组临床症候群。

继发性甲状旁腺功能亢进症，常为各种原因导致的低钙血症刺激甲状旁腺增生肥大、甲状旁腺激素分泌过多所致，见于慢性肾病、骨软化症、肠吸收不良综合征、维生素D缺乏等疾病。

三发性甲状旁腺功能亢进症，是在继发性甲状旁腺功能亢进症基础上，由于腺体受到持久刺激，发展为功能自主的增生或肿瘤，自主分泌过多甲状旁腺激素所致，常见于慢性肾病和肾脏移植后。

119.甲状旁腺功能亢进症有哪些表现？

甲状腺旁腺功能亢进症是由于甲状旁腺激素分泌过多引起的一系列临床症候群，典型的临床表现包括反复发生肾结石、骨质疏松、消化道溃疡、明显乏力、恶心呕吐、血压升高及神经精神症状等。

120.什么是甲状旁腺功能亢进症导致的高血压？

甲状旁腺功能亢进症时，甲状旁腺会分泌过多的甲状旁腺激素，与骨和肾脏的甲状旁腺激素受体结合，使骨吸收增加，钙释放入血，造成血钙升高。同时，肾小管回吸收钙的能力增加，并增加肾脏活性维生素D的合成，后者作用于肠道，增加肠钙的吸收，进一步升高血钙。高钙血症能够促进平滑肌收缩、血管钙化，进而引起血压升高。

121.如何诊断甲状旁腺功能亢进症性高血压？

对于血压升高伴有心律失常，且伴有骨关节疼痛、病理性骨折、反复泌尿系感染及泌尿系结石，以及肌力下降、肌肉疼痛等症状的患者，临床上应高度怀疑为甲状旁腺功能亢进引起的高血压，需进一步检查来明确诊断。

（1）实验室检查：提示血清钙和游离钙升高，血清磷降低，血清碱性磷酸酶升高，同时血甲状旁腺激素增高对诊断至关重要。

（2）影像学检查：骨骼X线检查提示骨质疏松、骨质软化等。

（3）超声检查：甲状旁腺超声为定位诊断的有效手段，必要时可进一步行穿刺检查。

122.甲状旁腺功能亢进症导致的高血压有什么特点?

40%～60%的甲状旁腺功能亢进症患者伴有高血压,高血压的表现与原发性高血压没有太多差异。但甲状旁腺功能亢进症导致的高血压可在甲状旁腺功能亢进症手术治疗后降低,甚至恢复正常。

123.甲状旁腺功能亢进症性高血压与原发性高血压有何不同?

甲状旁腺功能亢进症导致的高血压患者相较原发性高血压患者,更易出现充血性心力衰竭、血栓栓塞性疾病、脑血管意外等疾病。甲状旁腺功能亢进患者手术后高血压可降低,甚至恢复正常。

124.如何治疗甲状旁腺功能亢进症性高血压?

(1)与普通高血压的治疗大致相同,但研究显示呋塞米的使用与发生甲状旁腺功能亢进的风险增加相关,不建议长期应用,当需治疗高钙血症时可短期应用以促进尿钙排泄。由于噻嗪类利尿药可减少肾脏钙的排泄,加重高钙血症,因此为绝对禁忌。

(2)积极治疗原发病,行甲状旁腺切除术后可使血压降低或减少降压药物的使用。

125.日常生活中甲状旁腺功能亢进症导致的高血压患者应注意什么?

(1)甲状旁腺功能亢进的患者会出现高钙、低磷的情况,在饮食方面应该避免进食高钙的食物，如奶制品、豆制品等。

（2）注意多饮水，避免脱水的同时也可以防止肾结石、膀胱结石的形成。

（3）适当的体育运动，主要是维持骨骼健康及血钙和血磷的正常，注意预防骨折发生。

（4）甲状旁腺切除术后要监测血压变化。患者术后血压可降低甚至恢复正常，需及时调整降压药物，同时定期复查血钙与血磷、甲状旁腺激素、骨密度、甲状腺彩超等。

五、肾上腺皮质病变继发的高血压

❖ 126.哪些肾上腺病变可以继发高血压？

肾上腺是人体的重要腺体，包括肾上腺皮质和肾上腺髓质，可分泌多种激素，如糖皮质激素、盐皮质激素及性激素。肾上腺病变时某些激素分泌过多会导致高血压，常见疾病如下。

（1）原发性醛固酮增多症：表现为高血压伴明显的低血钾。

（2）皮质醇增多症：表现为高血压伴高血糖，出现脂肪的重新分布，表现为库欣综合征的面容。

（3）肾上腺髓质病变：如嗜铬细胞瘤，会导致高血压。

（4）先天性肾上腺皮质增生：一般见于新生儿或者幼儿，可导致高血压。

❖ 127.什么是原发性醛固酮增多症？

原发性醛固酮增多症是由于肾上腺皮质球状带分泌过多的醛固酮，导致水钠潴留、排钾过多引发的一组以高血压、低血钾为特征的疾病。原发性醛固酮增多症分为特发性醛固酮增多症、肾上腺醛固酮瘤、原发性肾上腺增生、糖皮质激素可抑制性醛固酮增多症、肾上腺皮质癌、产生醛固酮的异位肿瘤或者癌六种类型。临床上以特发性醛固酮增多症最为常见。

128. 原发性醛固酮增多症有什么特点？

原发性醛固酮增多症最主要的特点是高血压同时伴有自发性低血钾。高血压是原发性醛固酮增多症的首发症状，可早于低钾血症2～7年出现。此外，可表现为肌无力及周期性麻痹、肢端麻木、手足搐搦、口渴、多饮、尿路感染、尿蛋白增多、肾功能减退、心电图呈低血钾图形、心律失常等。儿童患者有生长发育障碍，与长期缺钾等代谢紊乱有关，缺钾时胰岛素的释放减少，作用减弱，可出现糖耐量减低。

129. 什么是原发性醛固酮增多症导致的高血压？

原发性醛固酮增多症由于醛固酮分泌较多，引起体内电解质紊乱，可导致水和钠离子潴留在体内，而钾离子排出过多。水和钠离子潴留引起血液循环血量增多，同时血管中的一些活性物质如肾素、血管紧张素活性受到抑制，可导致血压逐步升高。

130. 如何诊断原发性醛固酮增多症导致的高血压？

（1）筛查试验：如血压监测、同步的血电解质和24小时尿电解质、血浆醛固酮水平和血肾素测定；当血浆醛固酮/肾素比值阳性时，需要完善一些原发性醛固酮增多症的确诊试验，如盐水负荷试验、卡托普利抑制试验、氟氢可的松试验、高钠负荷试验。

（2）定位及分型诊断：肾上腺B超、肾上腺增强CT、肾上腺磁共振。肾上腺静脉采血也可以明确病变部位及分型诊断。

碘-131的胆固醇肾上腺扫描适用于生化检测提示原发性醛固酮增多症，而CT检查不能确诊的患者。

❈ 131.原发性醛固酮增多症导致的高血压有什么特点？

原发性醛固酮增多症引起的高血压临床表现酷似原发性高血压，有头痛、头晕、乏力、耳鸣、弱视等，常表现为缓慢发展的良性高血压过程。随着病情的进展，大多数患者有舒张期高血压和头痛，少数表现为恶性进展，眼底病变常与高血压程度不平行，也同样可以引起心、脑、肾等靶器官的损害。

❈ 132.原发性醛固酮增多症导致的高血压与原发性高血压有何不同？

原发性醛固酮增多症与原发性高血压发病机制不同。原发性醛固酮增多症是由于机体分泌过量的醛固酮通过水钠潴留效应而导致血压升高。早期为容量性的高血压，病情发展缓慢，呈良性进展，血压可在一定范围内波动。随着病情的进展，原发性醛固酮增多症性高血压会呈现中重度的高血压。常用的降压药对其降压效果比对一般的原发性高血压差，一部分患者还表现为难治性高血压。

❈ 133.哪些人需要筛查原发性醛固酮增多症？

根据国内外的权威医学指南，下列人群患原发性醛固酮增多症的风险较高，需要筛查。

（1）高血压2级及以上（收缩压≥160mmHg，或舒张压≥100mmHg）的高血压患者。

（2）联用含利尿药在内的3种降压药，血压仍未得到控制

（收缩压≥140mmHg，或舒张压≥90mmHg）的高血压患者。

（3）联合使用4种及以上降压药的高血压患者。

（4）自发性低血钾或使用利尿药后出现低血钾的高血压患者。

（5）发现肾上腺异位瘤的高血压患者。

（6）早发性高血压（＜20岁）或早发（＜40岁）脑血管病变家族史的人群。

（7）患有高血压的原发性醛固酮增多症患者的一级亲属。

（8）高血压合并睡眠呼吸暂停综合征的患者。

134. 原发性醛固酮增多症筛查试验前应注意什么？

（1）试验前不要限制盐的摄入，同时注意补钾，使血钾达到正常范围，因低血钾会抑制醛固酮的分泌。

（2）将原用降压药改为对血浆醛固酮/肾素比值测定影响小的药物，如α受体阻滞剂（如哌唑嗪、特拉唑嗪等），以及非二氢吡啶类钙通道阻滞药（如维拉帕米）。

（3）试验前停用对血浆醛固酮/肾素比值测定有影响的药物：停用2周血管紧张素转化酶抑制药（如卡托普利、贝那普利、依那普利、培哚普利等）、血管紧张素Ⅱ受体拮抗药（如缬沙坦、氯沙坦、厄贝沙坦、坎地沙坦等）、中枢α₂受体阻滞剂（如可乐定、甲基多巴）等药物。停用4周醛固酮受体拮抗药（如螺内酯、依普利酮）、保钾利尿药（如阿米洛利、氨苯蝶啶）、排钾利尿药（如氢氯噻嗪、呋塞米）、甘草提炼物等药物。

135. 如何治疗原发性醛固酮增多症导致的高血压？

明确原发性醛固酮增多症的分型对制订治疗方案非常重要，

部分类型的原发性醛固酮增多症患者可通过手术治疗使高血压和低血钾得到治愈或缓解。手术无效或不能手术的病例，可服用螺内酯（安体舒通）治疗，但长期服用时会出现男性双乳发育、阳痿、女性月经不调等副作用。

❖ 136.日常生活中原发性醛固酮增多症导致的高血压患者应注意什么？

（1）对于此类高血压患者，建议注意休息、避免劳累、低盐饮食、清淡饮食。

（2）如果是有低血钾的患者，或者反复有低血钾倾向的患者，建议适当增加含钾的食物，另外，需要避免一些低血钾的诱发因素，包括吃得过饱、大量喝含糖饮品及输注葡萄糖、过度劳累、饮酒等。

早期诊断和早期治疗对于原发性醛固酮增多症的患者是非常重要的，对于无家族史的患者，建议及时进行筛查，早期发现以更好地控制血压，达到很好的治疗效果。

❖ 137.什么是库欣综合征？

库欣综合征是由于各种病因导致肾上腺皮质长期分泌过多糖皮质激素所产生的临床症候群，也称为内源性库欣综合征，或皮质醇增多症。根据病因分为促肾上腺皮质激素依赖型和非依赖型两种类型。主要表现为满月脸、多血质外貌、向心性肥胖、痤疮、紫纹、高血压、继发性糖尿病和骨质疏松等。

长期应用大剂量糖皮质激素或长期酗酒也可引起类似库欣综合征的临床表现，称为外源性、药源性或类库欣综合征。

138.库欣综合征有什么特点？

（1）库欣综合征年发病率为（2～3）/100万人，高发年龄为20～40岁，男女发病率比约1:3，成人多于儿童。

（2）库欣综合征死亡率较正常人高4倍，大多数患者死因为心脑血管事件或严重感染。

（3）最常见的临床表现：①向心性肥胖，典型表现为满月脸、水牛背等，即面部及躯干偏胖，四肢较正常甚至偏瘦，所以部分患者体重正常。②肌无力，下蹲后起立困难。常伴有不同程度的精神、情绪变化，如失眠、烦躁等。③皮肤薄，轻微损伤即可引起瘀斑，常于下腹部、大腿内外侧出现紫红色条纹。④女性患者可出现月经减少、不规则或停经，痤疮常见，明显男性化；男性患者可表现为性欲降低等。⑤机体内大量皮质醇激素可引起糖耐量减低，导致部分患者出现糖尿病。病程较久的患者可出现骨质疏松，脊椎可发生压缩畸形，身材变矮。⑥长期皮质醇分泌增多可降低免疫力，肺部感染多见。

139.什么是库欣综合征导致的高血压？

高血压是库欣综合征最常见的表现，流行病学研究显示，85%的库欣综合征患者会发生高血压。

库欣综合征患者体内分泌高水平的皮质醇激素，造成机体水钠潴留，激活的肾素-血管紧张素-醛固酮系统保钠排钾，血管舒张系统被抑制，盐皮质激素受体受到激活等，都进一步造成体内血容量增多，血压上升。

140.如何诊断库欣综合征导致的高血压？

（1）定性诊断：主要是激素水平的测定，包括血皮质醇、24

小时尿游离皮质醇。为确定是否存在皮质醇增多，可进行小剂量地塞米松抑制试验。

（2）病因诊断：测定血浆促肾上腺皮质激素、垂体其他激素，大剂量地塞米松抑制试验，以及肾上腺CT、脑垂体磁共振等影像学检查，以明确病因。

❀ 141. 库欣综合征导致的高血压有什么特点？

库欣综合征引起的高血压常表现为轻至中度血压升高，且多有特殊临床表现，如满月脸、水牛背、肌无力、皮肤菲薄、皮肤瘀斑、皮肤紫纹等。长期高血压会并发左心室肥大、心力衰竭及脑血管意外等。

建议此类患者及早就诊，早期手术治疗，去除病因后高血压可随原发病的缓解而治愈，且手术成功对血糖、电解质、身高、性能力、视力、视野、骨密度、心脑血管等大有益处。

❀ 142. 库欣综合征导致的高血压与原发性高血压有何不同？

（1）库欣综合征引起的高血压常伴有特殊的临床表现，如满月脸、水牛背、皮肤菲薄、皮肤瘀斑、皮肤紫纹、乏力等。

（2）库欣综合征引发的高血压多表现为血压顽固性升高，且易出现并发症，如脑血管意外以及心脏疾病、肾脏疾病、视网膜疾病等。

（3）库欣综合征引起的高血压进展快，传统降压药物治疗效果不理想。

（4）库欣综合征引发的高血压通过治疗去除病因后，其高血压通常可随原发病的缓解而治愈。

143.如何治疗库欣综合征导致的高血压?

（1）病因治疗：如果病情允许，且有手术时机，可通过手术切除肾上腺腺瘤或垂体肿瘤等。如果病情不允许或已经失去手术时机，可通过服用降低肾上腺皮质激素水平的药物来控制高血压，如肾上腺皮质激素抑制药米托坦、酮康唑、氨鲁米特等。

（2）对症治疗：除病因治疗外，还可以通过口服降压药物对症治疗，可以选择钙通道阻滞药，如硝苯地平等，如果血压仍控制不理想，可联合多种降压药物口服治疗。

144.日常生活中库欣综合征导致的高血压患者应注意什么?

（1）饮食方面：宜进食高蛋白、高维生素、低脂、低钠、高钾的食物，每餐不宜过多或过少，要均匀进餐。

（2）生活作息：戒烟限酒，避免劳累，保持情绪稳定，适当运动，保证充足睡眠。

（3）定期检查：注意按时服药，规律监测血压，如有血压控制不佳及时就诊调整。定期门诊检查，早期发现高血压引起的并发症，及早治疗。

145.什么是先天性肾上腺皮质增生症?

先天性肾上腺皮质增生症是一种相对比较常见的常染色体隐性遗传病。我国新生儿总体发病率为1/（10 000 ～ 20 000）。本病多由基因突变所致，在合成人体必需的皮质激素过程中21-羟化酶、11β-羟化酶、17α-羟化酶等的先天性缺失，导致肾上腺皮质功能减退，进而刺激垂体分泌促肾上腺皮质激素增多，导致肾上腺皮质增生，并分泌过多的皮质醇前体物质，从而出现高血压、性别弱化等一系列的临床表现。

❖ 146.先天性肾上腺皮质增生症有什么特点?

根据缺陷酶的不同,先天性肾上腺皮质增生症可分为多个亚型,其临床特点往往不同。21-羟化酶和3-羟脱氢酶缺乏可有性别分化障碍及失盐表现,新生儿出生数周后即可发生,影响患儿身体发育及生育功能,此型也可以单纯男性化为主要表现(儿童阴毛提早出现,女性出现严重痤疮、多毛症、不孕)。而11β-羟化酶缺乏症在人群中发病率为1/100 000,17α-羟化酶缺乏症更罕见,其可以造成盐皮质激素作用的前体物质增多,导致水钠潴留,导致高血压,同时可伴有低钾血症,此型也可出现性别分化障碍。

❖ 147.什么是先天性肾上腺皮质增生症导致的高血压?

先天性肾上腺皮质增生症中11β-羟化酶缺乏症、17α-羟化酶缺乏症会引起高血压。基因突变导致相应的合成酶缺乏,皮质醇前体物质蓄积增多,而皮质醇前体物质具有弱的盐皮质激素及糖皮质激素作用,可导致水钠潴留、血容量增加,最终出现高血压。

❖ 148.如何诊断先天性肾上腺皮质增生症导致的高血压?

(1)对可疑高血压患者,尿17-羟类固醇、17-酮类固醇和孕三醇测定,血17-羟孕酮、肾素血管紧张素原、醛固酮、脱氢表雄酮、去氧皮质酮及睾酮,血电解质测定,血皮质醇、促肾上腺皮质激素测定,可以了解患者的激素及血清钠钾水平。

(2)拍摄左手腕掌指骨正位X线片,判断骨龄,患者骨龄一般超过实际年龄。CT或磁共振检查发现双侧肾上腺增大。

（3）通过基因测定，可发现相关基因突变或缺失。

✤ 149.先天性肾上腺皮质增生症导致的高血压有什么特点？

先天性肾上腺皮质增生症所致的高血压多于青少年时期发病。患11β-羟化酶缺乏症、17α-羟化酶缺乏症的女性患者会出现全身色素弥漫性加深、原发性闭经、幼女体型、不孕、第二性征不发育；男性会出现性早熟（儿童阴毛、喉结提早出现）。患者就诊过程中可发现高血压，有一些患者也会以高血压为首发表现而就诊。

✤ 150.如何治疗先天性肾上腺皮质增生症导致的高血压？

目前主要应用糖皮质激素治疗先天性肾上腺皮质增生症。糖皮质激素可以补充分泌不足的肾上腺皮质激素，也可以抑制促肾上腺皮质激素的水平，从而减少肾上腺皮质激素前体的合成，使患者血压水平恢复正常。此外，需定期进行内分泌及心血管、儿科专科门诊随访，监测患者血压、身高、骨龄、电解质及激素水平，观察患者皮肤色素沉着是否消退、生长发育是否正常、身高骨龄是否在正常范围。需要注意的是，长期应用糖皮质激素治疗的患者会出现反复泌尿系统、呼吸道感染及低骨密度或骨质疏松症等问题。

✤ 151.日常生活中先天性肾上腺皮质增生症导致的高血压患者应注意什么？

先天性肾上腺皮质增生症为基因突变的遗传疾病，患者须终身坚持糖皮质激素治疗，应定时服药，每天监测1～2次血压，尽量使血压控制在130/80mmHg以下，若血压持续高于正常应及时复诊。另外，生活中养成良好的生活习惯、合理饮食、适当运动、保证足够的睡眠、戒烟戒酒，同时保持良好的心态。虽然当前先天性肾上腺皮质增生症不能根治，但是通过生活方式干预及合理的药物治疗完全能够控制疾病的发展，保证患者正常的生活与工作。

六、肾上腺髓质病变继发的高血压

152. 什么是嗜铬细胞瘤？

嗜铬细胞瘤一词是1912年由Pick提出的，这一术语是希腊语暗、色、瘤的组合，源于当肿瘤与重铬酸盐接触时，细胞内儿茶酚胺被氧化而显示暗棕色。

嗜铬细胞瘤是起源于肾上腺髓质嗜铬细胞的肿瘤，是肾上腺内交感副神经节瘤，90%的嗜铬细胞瘤为良性。

153. 嗜铬细胞瘤有什么特点？

嗜铬细胞瘤是分泌儿茶酚胺的肿瘤，儿茶酚胺大家族包括肾上腺素、去甲肾上腺素和多巴胺等升高血压的激素。该病发生于任何年龄，多见于20～50岁，儿童患者约占10%，男性发病率略高于女性，绝大多数为良性，约10%为恶性。嗜铬细胞瘤引起的高血压经手术切除肿瘤后可痊愈；相反，如未及时获得诊断和手术，严重者可因高血压危象而致死。

154. 什么是嗜铬细胞瘤导致的高血压？

嗜铬细胞瘤分泌大量儿茶酚胺类物质（肾上腺素、去甲肾上腺素和多巴胺），这些激素会诱发小动脉短暂而剧烈的痉挛，外周血管阻力突然升高，造成短时间内血压急剧上升。嗜铬细胞瘤是引起内分泌性高血压的重要原因之一。

 ## 155.如何诊断嗜铬细胞瘤导致的高血压？

能明确嗜铬细胞瘤诊断的检查包括定性检查和定位检查，当怀疑嗜铬细胞瘤时需在专业医师指导下进行检查及治疗。

（1）定性检查：检测血液和尿液中儿茶酚胺及其代谢物（去甲肾上腺素及肾上腺素、尿3-甲氧基-4-羟基扁桃酸）值。

（2）定位检查：在定性诊断后再进行影像学的定位检查。首选肾上腺CT扫描，可显示肿瘤与周围血管和脏器的关系。磁共振显像可显示肿瘤与周围组织的解剖关系及结构特征，无放射性损害，可用于孕妇等人群。超声检查无创、方便，但灵敏度不如CT和磁共振，可作为初步筛查、定位的手段，检出肾上腺内直径＞2cm的肿瘤，对于过小或是肾上腺外一些特殊部位的肿瘤（如颈部、胸腔内等）不能显示。^{131}I-间碘苄胍闪烁扫描，发现肿瘤的敏感性稍低，但特异性较高，缺点是价格高。

156.嗜铬细胞瘤导致的高血压有什么特点？

嗜铬细胞瘤导致的血压升高，可呈间歇性或持续性发作。典型的阵发性发作常表现为血压突然升高，可达200～300/130～180mmHg，伴剧烈头痛、全身大汗、面色苍白、四肢发冷、心动过速、心律失常，心前区和上腹部紧迫感、疼痛感、焦虑、恐惧或有濒死感、恶心、呕吐、腹痛或胸痛、视物模糊、复视，严重者可致急性左心衰竭或心脑血管意外，约30分钟后，上述症状可自行缓解，恢复正常。持续性发作者平时常有头晕、头痛、胸闷、胸痛、心慌、视觉模糊、精神紧张、焦虑、怕热等。多数持续性高血压的嗜铬细胞瘤患者可表现为直立性低血压和高血压交替出现。

❖ 157. 嗜铬细胞瘤导致的高血压与原发性高血压有何不同？

嗜铬细胞瘤导致的高血压典型表现为伴有头痛、心悸、大汗三联征，血压可达200～300/130～180mmHg，有时也可发生低血压或直立性低血压、高血压与低血压交替出现，甚至休克。而原发性高血压呈现为高交感神经兴奋性，血压升高的同时伴心悸、多汗等，但患者尿儿茶酚胺正常，由此可以区分嗜铬细胞瘤与原发性高血压。

❖ 158. 如何治疗嗜铬细胞瘤导致的高血压？

嗜铬细胞瘤的诊断一旦明确，应立即用α受体阻滞剂控制血压，以防出现高血压急症。手术切除肿瘤是嗜铬细胞瘤首选的治疗方法，根据病情选择腹腔镜微创手术或开放式手术。术前需进行2～4周的术前准备，采用α受体阻滞剂使血压下降接近正常，减轻心脏负荷。

❖ 159. 日常生活中嗜铬细胞瘤导致的高血压患者应注意什么？

嗜铬细胞瘤导致的高血压患者在日常生活中应规律饮食，戒烟酒，避免情绪激动，每日监测血压。如有血压波动大、头晕或头痛、心悸等症状或发现肾上腺异位瘤，应立即就诊。避免挤压触碰肿瘤、创伤、服用某些药物（糖皮质激素、甲氧氯普胺、麻醉药等）等诱发嗜铬细胞瘤危象的因素。

另外嗜铬细胞瘤术后病情稳定者可逐渐进行轻度缓和的运动。出院后3个月定期请内分泌科和泌尿外科会诊，病情稳定后可6个月复查，终身定期随访，评估是否继发肾上腺皮质功能减退及是否出现复发或转移。

七、围绝经期高血压

 ## 160.什么是围绝经期？

医学上，12个月不来月经则诊断为绝经，围绝经期是指从月经紊乱到诊断绝经的一段时间。40岁以上女性出现月经经期长短不一，10次月经周期中，相邻2次及2次以上的月经周期变化≥7天，即考虑进入围绝经期。围绝经期短则2～3年，长则10余年，我国妇女围绝经期开始的年龄在50岁左右，年龄范围为45～55岁。

161.什么是围绝经期高血压？

围绝经期女性卵巢功能减退引起的内源性雌激素不足是导致更年期高血压的重要原因。《2020 ISH全球高血压实践指南》中阐明围绝经期高血压概念，即在非同日、反复多次（≥3次）测量血压后，诊室收缩压≥140mmHg和（或）舒张压≥90mmHg，则诊断为围绝经期高血压。

162.围绝经期高血压有什么表现？

围绝经期高血压的女性容易出现血压忽高忽低，焦虑、头晕、心慌、乏力、潮热出汗、失眠等不适，单纯服用降压药物很难将血压控制平稳，此时建议增加调节自主神经功能的药物，甚至是抗焦虑的药物，以更好地维持血压稳定。

163.围绝经期高血压有什么特点？

（1）血压波动大：围绝经期女性易发生情绪波动，自主神经调节功能紊乱，使血压波动范围增大。

（2）脉压大：围绝经期女性糖脂代谢紊乱，动脉硬化发生率高，血压升高以收缩压增加为主，舒张压恒定不变或略有升高，脉压相对增高。

（3）靶器官损害大：围绝经期女性血压波动大，且多合并糖脂代谢紊乱，故对心、脑、肾等靶器官损伤更大。

164.围绝经期高血压患者需要用降压药吗？

围绝经期高血压总体降压方案与普通高血压一致，健康的生活方式和服用降压药物是治疗高血压的主要方法，二者缺一不可。当血压≥140/90mmHg时考虑应用降压药物。仅在收缩压＜160mmHg且舒张压＜100mmHg时，且未合并冠心病、心力衰竭、脑卒中、外周动脉粥样硬化病、肾脏疾病或糖尿病的高血压患者，医师可根据病情和患者意愿暂缓给药，单纯采用生活方式干预，但最多3个月，若仍未达标则需进行药物治疗。

165.围绝经期高血压患者如何选择降压药物？

治疗围绝经期高血压应结合患者特点和目的选择药物。

（1）利尿药：绝经后女性骨质丢失加速，进而出现骨质疏松、骨折，噻嗪类利尿药可以降低骨质流失和臀部骨折等危险的发生，如氢氯噻嗪、吲达帕胺。

（2）β受体阻滞剂：围绝经期女性易出现焦虑不安，β受体阻滞剂有轻度抗焦虑作用，如美托洛尔、比索洛尔。

（3）血管紧张素Ⅱ受体阻滞药：围绝经期高血压患者常合并有

肥胖、高胰岛素血症、胰岛素抵抗及肾素-血管紧张素系统和交感神经系统功能亢进，故治疗上以 ACEI/ARB 为主，联合钙通道阻滞药的治疗可作为围绝经期及绝经期后高血压的主要治疗方案。

（4）钙通道阻滞药：适用于围绝经期紧张焦虑及应激状态所致的波动性高血压，不良反应有心搏加快、面部潮红、脚踝水肿，所以应尽量选用长效剂型如维拉帕米缓释片来减轻不良反应。

166. 围绝经期高血压患者可以使用激素补充治疗吗？

可以。有研究表明，激素补充治疗联合降压药物具有更好的降压效果，其机制可能包括：①激素治疗可改善围绝经期女性激动易怒、焦虑不安等神经精神症状；②激素补充治疗中的雌激素可通过不同途径扩张血管；③激素补充药物中屈螺酮有抗盐皮质激素作用，减轻水钠潴留，发挥抗高血压作用。但是，激素补充治疗有适应证和禁忌证，需要在医师指导下使用。

167. 围绝经期高血压能恢复正常吗？

对于大多数围绝经期高血压患者来说，围绝经期过后血压仍很难恢复到正常水平。考虑与雌性激素对血管紧张素-醛固酮系统的调节作用有关，高雌激素有利于血管舒张，反之，绝经后引起的低雌激素血症可使血管收缩功能增强。因此，围绝经期高血压女性应该重视监测血压，并根据医师的医嘱规范用药，结合生活方式的调整，才能延缓或避免心脑血管疾病发生，获得长久的益处。

168. 围绝经期高血压患者血压升高的危险因素是什么？

（1）体重增加：围绝经期女性体脂逐渐增加，呈现腹型肥胖。
（2）糖代谢异常：雌激素水平的降低导致胰岛素敏感性下

降，出现胰岛素抵抗。

（3）高脂血症：50岁后女性总胆固醇与低密度脂蛋白胆固醇明显增高。

（4）心理因素：心理因素引起血压高的机制可能与自主神经功能、内分泌功能等变化有关，并且明显的焦虑情绪可影响降压药物的疗效。

（5）吸烟：绝经后女性吸烟状态和冠心病以及冠状动脉狭窄明显相关。

（6）久坐：久坐经常和抑郁同时发生，是重要的促进冠心病发生的因素。

❖ 169.如何调整围绝经期高血压患者的生活方式？

（1）控制情绪：围绝经期女性易激动、烦躁、焦虑、抑郁，从而导致血压波动，因此，建议增加社交，保持乐观平稳心态。

（2）改善睡眠：围绝经期女性易出现失眠，导致血压升高，因此，建议规律作息，改善睡眠。

（3）合理膳食、控制体重：围绝经期女性易出现腹型肥胖，腰围、臀围增加，高血脂、高血糖等，这些都是导致血压升高的危险因素，因此建议食用低脂、低热量、低胆固醇、优质蛋白食物，坚持运动，控制体重。

第三节 阻塞性睡眠呼吸暂停综合征继发的高血压

❖ 170.什么是阻塞性睡眠呼吸暂停综合征？

阻塞性睡眠呼吸暂停综合征（OSAS）是一种病因不明的睡

眠呼吸障碍性疾病，是由于睡眠时上呼吸道梗阻，呼吸时上气道阻力增加，使呼吸浅慢或者暂停而引起反复发作的低氧血症和高碳酸血症。

171.阻塞性睡眠呼吸暂停综合征有什么特点？

阻塞性睡眠呼吸暂停综合征的特点主要表现为在睡眠过程中打鼾伴反复的呼吸暂停及嗜睡。由于上气道间断性塌陷，气流停止通气，造成血氧含量下降，从而导致患者出现一系列症状，主要是白天嗜睡，晚上睡觉的时候打呼噜，或出现间断性的呼吸暂停。

172.什么是阻塞性睡眠呼吸暂停综合征继发的高血压？

阻塞性睡眠呼吸暂停综合征会引起反复发作的低氧血症、高碳酸血症，继而引发肺动脉高压、右心功能不全、中枢神经系统缺氧，导致交感神经兴奋，从而释放肾上腺素升压物质，促进周围血管收缩，从而使血压升高。

173.如何诊断阻塞性睡眠呼吸暂停综合征高血压？

（1）高血压的诊断：在未使用降压药的情况下，非一日内监测3次血压，如果收缩压≥140mmHg和（或）舒张压≥90mmHg，可以确诊为高血压。

（2）OSAS诊断：有白天嗜睡、睡眠打鼾和反复的呼吸暂停的症状；查体有上气道狭窄因素；多导睡眠监测（polysomnography，PSG）检查每夜7小时睡眠过程中呼吸暂停及低通气反复发作30次以上，或睡眠呼吸暂停和低通气指数≥5；影像学检查显示上气道结构异常。此外，需与中枢性睡眠呼吸暂停综合征、甲状腺功能低下、肢端肥大症、发作性睡病、喉痉挛、声带麻痹、癫痫、神经肌肉疾病等疾病相鉴别。

（3）OSAS合并高血压的诊断：患有高血压的同时合并OSAS可以合并诊断。

174.阻塞性睡眠呼吸暂停综合征高血压有什么特点？

OSAS合并高血压表现为血压24小时持续升高，或血压伴随呼吸暂停呈周期性升高，或睡眠时出现血压高峰与呼吸暂停，睡眠过程中的低氧程度和呼吸暂停持续时间有明显的相关性。

175.阻塞性睡眠呼吸暂停综合征高血压与原发性高血压有何不同？

与原发性高血压相比，阻塞性睡眠呼吸暂停综合征继发的高血压单纯应用抗高血压药物治疗效果较差，顽固性高血压常见；患者常出现夜尿增多及伴有呼吸暂停的血压周期性升高。

176.如何治疗阻塞性睡眠呼吸暂停综合征高血压？

需要双向治疗，即治疗阻塞性睡眠呼吸暂停综合征的同时治疗高血压。

（1）病因治疗：生活方式干预，减重、戒烟戒酒、避免日间过劳，慎用镇静催眠药物；轻中度阻塞性睡眠呼吸暂停综合征患者可采用口腔矫正器；严重者可行无创气道正压通气治疗。

（2）降压药物：目前尚无证据表明有任何特殊的降压药能直接减轻睡眠呼吸暂停的严重程度，有些降压药可对抗睡眠呼吸暂停产生高血压的机制，可选用ACEI/ARB、利尿药、CCB单用或者联合，考虑到呼吸抑制作用，故不选用β受体阻滞剂及中枢降压药。

177.日常生活中阻塞性睡眠呼吸暂停综合征高血压患者应注意什么？

阻塞性睡眠呼吸暂停综合征引起的高血压患者日常需科学减重，积极控制高血压，清淡饮食，少吃辛辣刺激性食物，戒烟戒酒，尽量避免服用镇静类药物。

第四节　多发性大动脉炎相关高血压

178.什么是大动脉炎？

大动脉炎，有一个通俗的名字，即"东方美女病"，这是因为这种病好发于中国、日本、韩国等国家，主要发病在30岁以内的年轻女性。多发性大动脉炎患者，受到炎症损伤的不是单一的动脉，机体内比较粗大的动脉血管均可累及。在整个病程中，血管发生逐渐发展的非特异性慢性炎症，最终导致机体大血管的损伤。

179.多发性大动脉炎有哪些表现？

大动脉炎分为两期，第一期为"无脉前期"或"全身期"：有一小部分患者早期可有全身不适、疲劳、发热、盗汗、食欲缺乏、关节痛、体重下降、颈部疼痛、肌痛等症状。随病程的缓慢进展，病情会越来越重。第二期为"无脉期"，主要是组织器官缺血的一系列临床表现。受损伤的血管不同，引起的症状也不同。

❀ 180.什么是多发性大动脉炎相关高血压？

多发性大动脉炎相关高血压是由于血管炎症和损害引起的高血压；发生大动脉炎后，通过免疫炎症损伤、主动脉-肾动脉血管狭窄、肾脏血流不足引起的肾实质缺血、主动脉瓣关闭不全、颈动脉损伤导致的颈动脉狭窄等多种机制引起血压升高。

❀ 181.如何诊断多发性大动脉炎相关高血压？

如果一个40岁以下的患者出现不明原因的高血压，同时有发热、颈部疼痛，乏力等症状，体格检查发现两侧脉搏不对称或者一侧无脉，听诊颈部或者腹部有血管杂音，则需要进行相关检查，明确是否为多发性大动脉炎相关高血压。如血液检查发现C反应蛋白和红细胞沉降率升高，血管造影术、磁共振血管造影、超声检查等影像学检查发现大动脉及其分支可见动脉管壁三层结构消失，动脉内膜呈节段性增厚，即可明确是大动脉炎引起的高血压。

❀ 182.多发性大动脉炎相关高血压有什么特点？

动脉炎损伤的血管不同，临床表现也不同。动脉炎损伤肾动脉，可引起肾动脉狭窄，导致肾血管性高血压，测血压时会表现为以低压升高为主，医师可在腹部听到肾动脉杂音；损伤胸腹主动脉，导致主动脉严重狭窄则主要表现为上肢高血压，下肢脉弱或无脉，双下肢血压明显低于上肢（检查的踝肱指数＜0.9），狭窄部位听诊可闻及明显杂音；损伤升主动脉，会出现相应的心脏杂音等，测血压时以高压升高为主。

183.多发性大动脉炎相关高血压与原发性高血压有何不同？

多发性大动脉炎多见于青年女性，起病慢，病程较长，初期有发热、乏力、关节痛、肌肉痛、体重减轻等表现，容易被忽视，持续几周后，出现相应血管狭窄或者闭塞的临床表现。就像河道阻塞引起下游田地干涸一样，多发性大动脉炎引起的高血压表现为一侧上肢血压高，或者是上肢血压高，下肢血压降低，一侧脉搏常摸不到，称为"无脉症"。另外，受损害动脉相对应的位置可听到血管杂音。

184.如何治疗多发性大动脉炎相关高血压？

多发性大动脉炎相关高血压的治疗包括一般治疗和药物治疗。

（1）一般治疗：健康的生活方式（如合理膳食、忌酗酒、戒烟、控制体重、避免过度焦虑和恐慌等）是治疗的基本原则。

（2）药物治疗：根据血管病变的程度选择降压药物，同时注意保证心、脑、肾的供血，不要急于把血压降至正常。根据个人情况制定降压目标，建议将血压控制在140/90mmHg以下。如果情况允许，可降至130/80mmHg以下。常用降压药物包括钙通道阻滞药（CCB）、血管紧张素转化酶抑制药（ACEI）、血管紧张素Ⅱ受体拮抗药（ARB）、利尿药、β受体阻滞剂。这5大类药物均可作为起始治疗及维持治疗。基本原则是联合治疗。除ACEI和ARB不能联合应用外，多采用不同作用机制的药物联合治疗，难治性高血压还可以选择α受体阻滞剂、中枢性降压药等。

❀ 185.日常生活中多发性大动脉炎相关高血压患者应注意什么？

多发性大动脉炎相关高血压患者平时要注意健康的生活方式，改变生活方式是降压治疗的基础。健康的生活方式包括以下几方面。

（1）合理膳食：每日钠盐摄入控制在5g以下，鼓励食用新鲜蔬菜、水果，适当饮用绿茶和黑茶。

（2）限制饮酒：不提倡饮酒。如饮酒，男性每日酒精摄入量不超过25g，相当于750ml啤酒、250ml葡萄酒或75ml蒸馏酒，女性减半；不提倡饮高度烈酒，避免一次性大量饮酒。

（3）控制体重：减少热量摄入，保持体重指数在20～25kg/m^2，男性腰围＜94cm，女性腰围＜80cm。

（4）适当体育锻炼：每周5～7天有氧运动（包括步行、慢跑、骑自行车或游泳），每次至少30分钟，血压控制不稳定的患者以休息为主，可打太极拳、散步等。

第五节　主动脉缩窄相关高血压

❀ 186.什么是主动脉缩窄？

主动脉缩窄是降主动脉上段有血流动力学意义的先天性狭窄。在某些罕见病例中，主动脉缩窄可发生于左颈总动脉和左锁骨下动脉之间的主动脉弓。

❀ 187.主动脉缩窄有哪些表现？

（1）严重缩窄或合并其他畸形者，在新生儿期即可发生心力衰竭，难以存活至成人期。缩窄较轻者在青春期前，一般无症状。

（2）25%～30%的患者合并二叶式主动脉瓣畸形。随着年龄增长，二叶式主动脉瓣可发生纤维化和钙化，导致主动脉瓣狭窄和关闭不全。

（3）由于侧支循环的广泛建立，少数成人患者休息时上肢血压并不高，活动时血压显著升高。

（4）未手术者，50%以上在30岁之前死亡，75%在50岁之前死亡。死因包括脑卒中、主动脉夹层、主动脉瘤破裂及感染性心内膜炎、心力衰竭等。

188.什么是主动脉缩窄相关高血压？

主动脉缩窄阻碍了血液正常流向外周动脉，促使血液回流至左心室，左心室心肌更加努力地收缩才能将血液排出左心室。主动脉狭窄通常位于上半身的动脉分支之后，这一区域的大动脉缩窄会导致高血压，并导致头部和手臂的血液循环增加，腿部和下半身的血压降低。

189.如何诊断主动脉缩窄相关高血压？

（1）缩窄所致收缩期杂音于肩胛间区易于听到，常传导至心前区、心尖区、左腋下及胸骨上窝。

（2）上肢血压高于下肢。在肩胛间区、腋部、胸骨旁和中上腹可见侧支循环动脉曲张，搏动明显，可伴有震颤。

（3）X线检查可见升主动脉扩大，搏动明显。心电图多为左心室肥大伴劳损。超声心动图胸骨上窝探查可发现缩窄部位，连续波多普勒超声可测量缩窄段前后的压力阶差。左心导管检查可发现缩窄段近端主动脉腔内压力增高，脉压增大，远端主动脉腔内压力降低，脉压减小。造影可显示缩窄段。磁共振显像可了解缩窄的部位和形态。

❖ 190.主动脉缩窄相关高血压有什么特点？

主动脉缩窄时测量得到的上臂血压增高，下肢血压不高或者降低，正常人下肢血压要高于上肢血压。

❖ 191.主动脉缩窄相关高血压与原发性高血压有何不同？

主动脉缩窄导致高血压基本病理机制包括狭窄所致血流再分布和肾组织缺血引发的水钠潴留。这一类高血压主要为机械阻力增加所致，与肾脏缺血后释放肾素增多也有关。主动脉缩窄时只有位于主动脉弓、降主动脉和腹主动脉上段的狭窄才会引发临床上的显性高血压。

❖ 192.如何治疗主动脉缩窄相关高血压？

主动脉缩窄首选手术治疗。主动脉缩窄的治疗目的是切除狭窄段，重建主动脉正常血流通道，使血压和循环功能恢复正常。缩窄部位管腔直径减少超过50%和压力阶差超过20mmHg常被作为手术和介入治疗的指征。治疗方法包括外科修复、球囊血管成形术、支架置入治疗等。

❖ 193.日常生活中主动脉缩窄相关高血压患者应注意什么？

（1）避免感染：先天性心脏病患儿容易发生肺炎，一旦感染，容易并发心力衰竭、感染性心内膜炎等。所以要注意预防上呼吸道感染。

（2）避免剧烈运动：尽量避免剧烈运动如跑、跳，应在身体允许情况下进行轻缓的活动，以提高机体抵抗力。

（3）合理喂养：先天性心脏病患儿常有营养不良和生长发育迟缓，宜少食多餐，避免进食过饱，保证足够的蛋白质和维生素的摄入。

（4）避免过度哭闹：避免情绪激动、过分哭闹引起胸腔压力增高，否则可加重原有症状。

（5）保持大便通畅：先天性心脏病患儿排便困难会增加腹腔压力，增加氧耗和心脏负担。

（6）定期随访：定期到心脏专科接受随访检查，以便及时发现和处理问题，避免延误治疗时机。

第六节　高原性高血压

❖ 194.什么是高原性高血压？

高原性高血压特指在平原地区血压正常，而进入高原（海拔在3000m以上的地区）后出现血压增高，收缩压在140mmHg以上和（或）舒张压在90mmHg以上的高血压类型。该类患者如果返回平原地区，多数血压会逐渐恢复正常。

❖ 195.高原性高血压有什么特点？

高原性高血压的一般症状为头晕、头痛、乏力、心悸、失眠、多梦、耳鸣等，恶心、呕吐、食欲缺乏等消化道症状也较常见，偶会伴有面部及肢体麻木。具体表现如下。

（1）移居高原1年以上，血压仍持续高于正常水平［收缩压在140mmHg以上和（或）舒张压在90mmHg以上］，伴有头晕、头痛、心悸、气短、失眠，少数患者有恶心、呕吐、水肿等症状。眼底检查可见视网膜动脉痉挛变细，心电图及X线检查可见心脏肥大。

（2）常以舒张压明显升高为特点。

（3）当患者逐渐适应高原环境后，收缩压常逐渐降至正常或接近正常水平（140mmHg以下），但舒张压仍持续偏高（90mmHg以上），少数患者（约1/3）可完全恢复正常。

❖ 196.如何诊断高原性高血压？

高原性高血压特指在平原地区血压正常，而进入高原后出现收缩压在140mmHg以上和（或）舒张压在90mmHg以上的高血压类型。该类患者如果返回平原地区，多数血压会逐渐恢复正常。

高原性高血压的诊断需要注意以下内容。

（1）接触高原的状况：初次进入高原或回到平原居住一段时间后重返高原，或从高原至另一更高处。

（2）发病地区的海拔高度。

（3）从进入高原到发病经历的时间。

（4）发病有无明显的诱因，如登高速度过急、体力活动过大、寒冷或气候改变、饥饿、疲劳、失眠、晕车、情绪紧张、上呼吸道感染等因素。

（5）病后有无经吸氧或转往海拔低处（3000m以下）病情自然好转史。

（6）进入高原前或发病前有无类似症状发作。

❖ 197.高原性高血压与原发性高血压有何不同？

（1）高原性高血压患者在平原时血压正常，且发病年龄一般不超过40岁。

（2）相较于原发性高血压患者，高原性高血压患者除了头痛、失眠等症状外，更多会伴有恶心、呕吐、水肿、气促、心悸等高原病相关的症状。

（3）高原性高血压患者在查体时常有心脏轻度增大，心前区可听见轻度收缩期杂音，肺动脉瓣听诊区第二音亢进或分裂，心率较快，发绀等表现，这些改变与血压高低、高血压时间持续长短无关。

（4）高原性高血压主要表现为舒张压升高。

（5）高原性高血压患者多属轻度高血压，合并心、脑、肾损害者少见且轻微，治疗后可有明显改善。

（6）高原性高血压患者眼底改变少见，与血压高低无平行关系。

（7）高原性高血压一般预后良好，转回平原60天内，多数人血压恢复正常，各种临床症状亦随之消失。

✦ 198.如何治疗高原性高血压？

（1）病程短，症状轻，无明显心、脑、肾受损的患者，可对症处理。鼓励患者加强锻炼，增强适应能力。必要时适当应用镇静药，保证足够的睡眠。

（2）血压增高较显著（160/100mmHg以上）、症状明显者，应给予降压药治疗。如钙通道阻滞药、β受体阻滞剂、血管紧张素转化酶抑制药、血管紧张素Ⅱ受体拮抗药等，具体用法同原发性高血压病。

（3）病程长、血压高，出现高血压脑病者，除用药物降低血压和颅内压以外，可给予高浓度氧气吸入治疗，有条件者可用高压氧舱治疗。

（4）病情重、经积极治疗效果不明显，或心、脑、肾损害较重者，可转回低海拔地区医治。

✦ 199.日常生活中高原性高血压患者应注意什么？

（1）改善生活方式，戒烟限酒，低盐低脂饮食，摄入充足的优质蛋白、果蔬。

（2）适量有氧运动，如散步。

（3）做好心理调节，避免过度紧张、失眠对血压产生不利影响。

（4）必要时服药治疗。

第七节　药物性高血压

◈ 200.什么是药物性高血压？

药物性高血压是指因为药物不良反应，或者联合用药的相互作用，以及用药不当引起的血压升高。

如既往血压正常者服用某种常规剂量药物后出现血压升高（＞ 140/90mmHg），或既往高血压患者血压控制稳定，服用另一种药物后出现血压波动、难以控制即考虑为药物性高血压。

◈ 201.药物性高血压有什么特点？

（1）血压升高，超出正常值范围，但一般为轻度升高，并且可以逆转。

（2）会出现头痛、头晕、心悸、失眠、乏力，甚至水肿等表现。

（3）血压升高及临床症状与相关药物之间存在合理的时间关系。

（4）服用的某些药物存在使血压升高的可能。

（5）停止服药后，血压恢复至用药前的水平，相关症状消失。

（6）进行药物激发试验，血压再次升高。

202.如何诊断药物性高血压?

（1）血压升至正常值范围以上。

（2）详细询问病史，特别是服药史，确定血压升高和临床症状，与所用药物有合理的时间关系。

（3）从该药药理作用推测，有致高血压的可能；国内外有使用该药或该药与其他药物合用致高血压的报道。

（4）更换或停用药物后血压恢复至用药前的水平，高血压临床症状消失。

203.药物性高血压与原发性高血压有何不同?

（1）发病原因不同：药物性高血压是因为服用某种药物导致的血压升高，而原发性高血压无确切病因，可能与遗传、不良生活习惯、环境等因素影响有关。

（2）发病年龄不同：药物性高血压患者发病与年龄无明显相关性，而原发性高血压患者的发病年龄相对较大，大多是中老年人。

（3）预后不同：药物性高血压停用或更换药物后血压可恢复至正常水平，而原发性高血压一般需要长期规范应用降压药物使血压控制平稳。

204.如何治疗药物性高血压?

原则上，一旦确诊高血压与用药有关，应该尽量停用这类药物，必要时换用其他药物。如果有些药物不能停用，要及时就医，根据具体药物种类选择合适的降压药。非甾体抗炎药物引起的药物性高血压可使用钙通道阻滞药、血管紧张素转化酶抑制药/血管紧张素Ⅱ受体拮抗药；三环类抗抑郁药物引起的药物性高血压建议选择α受体阻滞剂。

✤ 205.日常生活中药物性高血压患者应注意什么？

首先遵守医嘱服药，尤其是高危人群不宜随意服药，或者擅自服药。在使用某种药物前，应结合既往史和用药史，包括西药、中药、保健品、是否饮酒等，充分了解药物致高血压的不良反应，应避免使用可导致高血压的药物，优选其他同疗效而无或较小可能引起高血压的药物。一旦使用可能引起高血压的药物，则应注意监测血压，必要时结合实验室检查和指标。一旦明确为药物性高血压，立即评估药物治疗的风险和获益，若风险大于获益，应停药、减量或更换为对血压影响较小的药物。同时改善生活方式，合理安排膳食，戒烟戒酒，保持乐观情绪，从而增强自身对抗药物不良反应的免疫力。

第八节　其他病变相关高血压

✤ 206.导致继发性高血压的其他疾病有哪些？

（1）妊娠中毒症：孕妇妊娠后期，子宫不断增大会造成子宫供血不足，导致胎盘血流量变小、变慢，从而产生一些"毒素"，刺激全身小动脉收缩，引起高血压。

（2）单基因遗传病：由单个基因突变造成的，其遗传方式符合孟德尔遗传定律的高血压，包括Liddle综合征和17-羟化酶缺乏症等。

（3）脑部疾病：脑出血、脑梗死、脑炎，颅脑外伤和颅脑肿瘤均会引起患者血压升高。

（4）系统性红斑狼疮：系统性红斑狼疮是一种多发于青年女性且累及多脏器的自身免疫性疾病。可因疾病导致肾病综合征、急性肾功能不全，狼疮活动致使血压升高，或者使用甲泼尼龙冲击及环孢素治疗狼疮时引起高血压。

 207.单基因遗传性高血压有什么特点？

单基因遗传性高血压是指由DNA上某个单基因突变造成，其遗传方式符合孟德尔遗传定律的高血压。单基因遗传性高血压具有以下特点。

（1）青少年发病者，或发病年龄小于40岁。

（2）临床表现为难治性高血压，使用2～3种甚至更多降压药后血压仍控制不佳。

（3）高血压靶器官（心、脑、肾）损害通常较严重。

（4）家族聚集性发病，常累及多名家族成员，但部分患者为散发性基因突变。

 208.如何诊断单基因遗传性高血压？

单基因遗传性高血压人群具有家族聚集性、青少年发病和难治性高血压（包括利尿药在内的3种或以上降压药治疗后血压控制欠佳）的特点，血液生化检查异常，表现为血浆肾素活性降低、血钾异常、酸碱代谢紊乱等指征异常。有以上特点的高血压患者需要考虑筛查单基因遗传性高血压。

（1）Liddle综合征：是一种常染色体显性遗传的单基因高血压病，由上皮钠通道（epithelial sodium channel，ENaC）基因致病突变所致。临床上表现为盐敏感性高血压、低钾性代谢性碱中毒、低醛固酮和低肾素水平。临床表型异质性明显，基因检测为Liddle综合征提供了"金标准"。在患者家系中进行ENaC基因的筛查与鉴定可确诊该疾病。

（2）Gordon综合征：又名家族性高血钾性高血压（FHHt）或假性醛固酮减少症Ⅱ型（PHAⅡ），是一种常染色体显性遗传的单基因高血压病，主要临床表现是高血压和与肾功能不匹配的高钾血症。Gordon综合征有4个致病基因已被证实，分别是 *WNK1*、*WNK4*、*CUL3* 和 *KLHL3*，进行以上基因筛查与鉴定可确诊该疾病。

（3）盐皮质激素受体活性突变所致的单基因遗传性高血压：是编码盐皮质激素受体基因（*NR3C2*）突变所致的单基因遗传性高血压。临床表现为在20岁前发病，血浆肾素活性降低、醛固酮水平低、血钾正常，妊娠可使女性患者高血压和低血钾加重，但高血压多在妊娠21周后发生，很少出现尿蛋白、水肿和神经系统症状，可与子痫鉴别。而男性和非妊娠期女性患者也可出现高血压。进行以上基因筛查与鉴定可确诊该病。

（4）拟盐皮质激素增多综合征：是 *HSD11B2* 基因突变导致11β-羟基类固醇脱氢酶2（11β-HSD2）活性降低或丧失引发的一种常染色体隐性遗传病。11β-HSD2活性丧失者症状严重，临床上为 AME I 型，在婴幼儿时期出现重度高血压、烦渴、多尿、低钾和持续性代谢性碱中毒，低出生体重、生长发育差，甚至因严重高血压出现心脏、肾脏、视网膜和中枢神经系统并发症导致死亡。11β-HSD2活性降低者临床表现相对较轻，临床上为 AME II 型，多在成人期发病，表现为轻中度高血压，血钾多正常。进行以上基因筛查与鉴定可确诊该病。

（5）家族性糖皮质激素抵抗：是由编码糖皮质激素受体（glucocorticoid receptor，GR）的基因 *NR3C1* 突变所致的一种常染色体显性或隐性遗传病。临床检查示雄激素增高，表现为女性男性化，男性假性早熟，并且常伴盐皮质激素过高所致的高血压、低钾血症、代谢性碱中毒等。进行以上基因筛查与鉴定可确诊该病。

（6）家族性醛固酮增多症（糖皮质激素可治性醛固酮增多症，家族性高醛固酮血症 II 型，家族性高醛固酮血症 III 型）：是由于醛固酮合成酶基因（*CYP11B2*）/11β-羟化酶基因（*CYP11B1*）/内向整流钾离子通道（GIRK4K$^+$）基因（*KCNJ5*）突变所致的常染色体显性遗传病。临床表现为20岁以前患高血压病，高血压家族史，50岁前出现脑出血，难治性高血压和低血钾。进行以上基因筛查与鉴定可确诊该疾病。

（7）先天性肾上腺皮质增生症（21-羟化酶缺乏症，11β-羟化酶缺乏症，17α-羟化酶缺乏症）：是由 *CYP21A2*、*CYP11B1* 或 *CYP17A1* 基因突变所致肾上腺类固醇激素合成酶缺陷造成的常染色体隐性遗传病。21-羟化酶缺乏症仅表现为钠丢失，不引起高血压。11β-羟化酶缺乏症临床常表现为继发性高血压、低肾素活性、低钾血症，性征异常，女性可出现多毛、月经紊乱或生殖器畸形，男性表现性早熟。17α-羟化酶缺乏症临床表现常为青春期高血压、低血钾、原发性闭经、性发育异常。进行以上基因的筛查及鉴定可确诊该疾病。

❖ 209.如何治疗单基因遗传性高血压？

（1）Liddle综合征所致高血压：治疗以ENaC抑制剂为主，包括盐酸氨洛林、阿米洛利、氨苯蝶啶，并限制钠盐摄入。

（2）Gordon综合征所致高血压：噻嗪类利尿药阻断肾脏远曲小管钠-氯协同转运蛋白的过度激活，阻止NaCl重吸收增加和下游钾离子分泌减少，配合限盐疗法，治疗效果显著。

（3）盐皮质激素受体活性突变所致的单基因遗传性高血压：应用钠通道阻滞药（如阿米洛利）治疗可能有效，孕妇可能需要终止妊娠。

（4）拟盐皮质激素增多综合征所致高血压：低剂量醛固酮受体阻滞药如螺内酯可控制血压并纠正电解质。地塞米松疗效目前仍有争议，部分患者用地塞米松治疗可较好控制血压，但也有报道临床表现严重的患者出现高血压加重和钾丢失增多。肾衰竭的AME患者，接受肾移植后未再出现低肾素性高血压和低血钾等AME症状。

（5）家族性糖皮质激素抵抗所致高血压：小剂量地塞米松治疗可缓解症状。

（6）家族性醛固酮增多症（糖皮质激素可治性醛固酮增多症，家族性高醛固酮血症Ⅱ型，家族性高醛固酮血症Ⅲ型）所致高血压：推荐小剂量糖皮质激素（地塞米松0.125～0.25mg/d）联合醛固酮受体拮抗药（螺内酯、依普利酮）控制血压。当严重高血压、地塞米松治疗无效时，需行双侧肾上腺巨大肿瘤及双侧肾上腺切除术。

（7）先天性肾上腺皮质增生症（11β-羟化酶缺乏症，17α-羟化酶缺乏症）所致高血压：11β-羟化酶缺乏症治疗上应用适量糖皮质激素抑制ACTH分泌，可在睡前服用地塞米松0.5mg，利尿药及钙通道阻滞药，用于控制高血压，对于生殖器畸形女性患者可行外科矫形术。17-α羟化酶缺乏症治疗上应用糖皮质激素可控制血压，加上性激素替代治疗，男性应用睾酮，女性则应用雌激素。

不同类型单基因遗传性高血压的突变位点及治疗药物见表2-1。

表2-1　不同类型单基因遗传性高血压的突变位点及治疗药物

疾病类型	突变基因	治疗药物
Gordon综合征	MNK1-4	氢氯噻嗪
Liddle综合征	ENaC	阿米洛利或氨苯蝶啶
盐皮质激素受体活性突变	NR3C2	阿米洛利
拟盐皮质激素增多综合征	HSD11B2	螺内酯
家族性糖皮质激素抵抗	NR3C1	地塞米松
糖皮质激素可治性醛固酮增多症	CYP11B1的调控序列与CYP11B2编码序列融合	地塞米松联合螺内酯或依普利酮
家族性高醛固酮血症Ⅱ型	染色体7p22	肾上腺切除
家族性高醛固酮血症Ⅲ型	KCNJ5	螺内酯
11β-羟化酶缺乏症	CYP11B1	地塞米松
11α-羟化酶缺乏症	CYP17A1	糖皮质激素联合性激素

210.脑部疾病相关性高血压有哪些特点？

脑部疾病相关性高血压的特点是血压急剧升高，伴随脑部神经症状，包括严重头痛、喷射样呕吐、意识模糊、抽搐、偏瘫等。

 211.如何诊断脑部疾病相关性高血压？

引起高血压的脑部病变有脑梗死、脑出血、颅内肿瘤、脑外伤、脑炎。

（1）脑出血患者血压升高的原因：①脑出血后体内儿茶酚胺分泌增多、血压调节中枢功能失常；②脑出血后，患者精神紧张、交感神经兴奋性增加，容易导致儿茶酚胺分泌过多，从而导致血管收缩、血压升高；③脑出血发生后，出血压迫脑部组织，包括血压调节中枢，导致其功能失常，从而导致高血压。

（2）脑梗死患者在急性期血压升高，是梗死区局部的脑血流自动调节功能障碍引起的，人体会代偿性使血压升高。在此期间血压控制不要过低，应维持适度的脑灌注压，以免加重病情。

（3）颅脑肿瘤，特别是恶性肿瘤，生长速度快。若肿瘤达到一定体积，挤压脑组织引起脑水肿和颅内压增高，导致严重的头痛、头晕、恶心、呕吐及后期的视盘水肿，这些都会引起血压升高。

（4）病毒性脑炎不会直接引起高血压，但是病毒侵犯脑组织可引起血压调节中枢功能紊乱，这可能会使血压升高。

以上疾病的诊断需要通过患者症状、体征，头颅CT或头颅磁共振平扫、磁共振血管成像及脑功能成像等影像学手段。

212.如何治疗脑部疾病相关性高血压？

（1）积极治疗原发病

①脑出血的治疗：包括降压治疗，手术治疗，止血，神经保护治疗。

②脑梗死的治疗：包括抗凝治疗，抗血小板聚集治疗，静脉溶栓治疗，血管内介入治疗。

③病毒性脑炎的治疗：包括抗病毒药物治疗（阿昔洛韦、更昔洛韦），免疫抑制剂治疗，糖皮质激素治疗。

④颅内肿瘤的治疗：需积极进行外科手术治疗、放射治疗等。

（2）降低颅内压：临床上比较常用的药物是甘露醇，也可以选择呋塞米、白蛋白、七叶皂苷、甘油果糖等。脑脊液循环障碍引起的颅内压升高也可以考虑使用醋甲唑胺。

（3）根据患者病情谨慎使用降压药物治疗：因高血压的病因不同，在积极治疗原发病的基础上，需根据不同病因选择不同的降压药物及血压控制目标、血压下降速度，给予个体化血压控制方案。

第三章

特殊高血压

第一节　围手术期高血压

一、概述

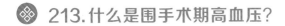 213.什么是围手术期高血压？

围手术期高血压是指从确定手术治疗到与本手术有关的治疗基本结束的期间内，患者血压［收缩压（SBP）、舒张压（DBP）或平均压］升高幅度大于基础血压30%，或收缩压≥140mmHg和舒张压≥90mmHg。

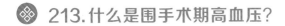 214.围手术期高血压的病因是什么？

（1）原发性高血压患者术前血压控制不理想，特别是舒张压＞110mmHg者。

（2）原发性高血压患者不合理停用降压药物。

（3）继发性高血压患者的术前准备不充分。

（4）手术易导致严重的高血压，如心脏手术，大血管手术（颈动脉内膜剥脱术、主动脉手术），神经系统及头颈部手术，肾脏移植及大的创伤（烧伤或头部创伤）后手术等。

（5）麻醉诱导期麻醉深度不当或镇痛不全。

（6）患者清醒状态下进行有创操作。

（7）过度输液使容量负荷过重，术后24～48小时血管外间隙液体回流入血管床。

（8）气管插管、导尿管、引流管等不良刺激，紧张、焦虑、恐惧、失眠等心理应激因素。

二、围手术期高血压的血压管理

❖ 215.控制围手术期高血压需要注意哪些问题？

（1）保证重要脏器灌注，降低心脏后负荷，保护心功能。

（2）术前继续服用β受体阻滞剂和钙通道阻滞药，停用血管紧张素转化酶抑制药及血管紧张素Ⅱ受体拮抗药。

（3）血压控制目标：年龄≥60岁，血压控制目标为<150/90mmHg；年龄<60岁，血压控制目标为<140/90mmHg；糖尿病和慢性肾病患者，血压控制目标为<140/90mmHg。术中血压波动幅度不超过基础血压的30%。

❖ 216.围手术期高血压状态对患者有什么影响？

围手术期高血压易导致患者发生出血、脑血管意外和心肌梗死、肾衰竭，增加围手术期死亡风险。既往有高血压病史，特别是舒张压超过110mmHg者更易出现围手术期血流动力学的不稳定，存在较高的心血管风险，如围手术期血压升高可使既往有高血压病史的手术患者出现脑血管破裂和急性左心衰竭等严重并发症。而血压正常的患者围手术期血压也可因围手术期应激增加和麻醉药等的作用而发生波动，气管插管、导尿管、麻醉深度不当或镇痛不全等均可诱发围手术期高血压；手术操作涉及心脏及大血管，纱垫填塞、拉钩等压迫心脏和大血管等情况均会增加围手术期死亡风险。

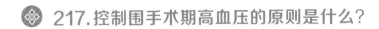

217.控制围手术期高血压的原则是什么？

围手术期高血压血压控制原则是保证重要脏器的灌注，降低心脏后负荷，维护心功能。一般认为，患者年龄＜60岁，血压控制目标为＜140/90mmHg；患者年龄≥60岁，不伴有糖尿病和慢性肾病，血压控制目标为＜150/90mmHg；糖尿病和慢性肾病患者，血压控制目标为＜140/90mmHg。术中血压波动幅度不超过基础血压的30%。对进入手术室后血压仍高于180/110mmHg的择期手术患者，建议推迟手术；如确有手术需要（如肿瘤伴少量出血），经家属同意方可手术。术前重度高血压以上（≥180/110mmHg）的患者，建议行缓慢降压治疗，否则常导致重要靶器官缺血；轻、中度高血压（＜180/110mmHg）一般不影响手术进行。

218.围手术期高血压患者的血压控制到什么程度可以手术？

（1）目前尚无明确的需延期手术的高血压阈值，原则上轻、中度高血压不影响手术进行。对进入手术室后血压仍高于180/110mmHg的患者，建议推迟手术，如确有手术需要（如肿瘤患者伴有少量出血），应在征得家属同意的情况下进行手术。

（2）对严重高血压合并危及生命的靶器官损害者，应在短时间内采取措施改善重要脏器功能后才能手术。如高血压合并左心衰竭，高血压合并不稳定型心绞痛或变异型心绞痛，高血压合并少尿型肾衰竭，高血压合并严重低钾血症（＜2.9mmol/L）等。

三、围手术期高血压的治疗

219.治疗主动脉夹层围手术期高血压的药物有哪些？

主动脉夹层围手术期高血压治疗需要快速、平稳、联合用药，常用降压药有β受体阻滞剂如美托洛尔、艾司洛尔；α₁受体阻滞剂如拉贝洛尔、乌拉地尔；钙通道阻滞药如地尔硫䓬、维拉帕米、尼卡地平；血管扩张药如硝普钠、硝酸甘油等。联合用药：血管扩张药硝普钠、硝酸甘油与β受体阻滞剂如美托洛尔、艾司洛尔联合应用。

220.治疗心脏手术围手术期高血压的药物有哪些？

治疗心脏手术围手术期高血压的药物有以下几种。

（1）体外循环期间若平均动脉压（MAP）>90mmHg，则应加深麻醉或用降压药物，如乌拉地尔、尼卡地平。

（2）术后完善镇痛，消除高血压诱因，根据心功能状况合理控制血压。

（3）主动脉瓣膜手术在体外循环转流和术后易发生高血压，可用乌拉地尔、尼卡地平、硝普钠处理；对合并心肌肥厚的患者应维持血压在较高水平。二尖瓣成形术后应控制收缩压<120mmHg。

（4）冠状动脉旁路移植术围手术期应维持较高灌注压，平均动脉压（MAP）>70mmHg，避免降压过程中心率增快，保持平均动脉压（MAP）（mmHg）/心率（HR）>1。不建议用硝普钠控制血压，以免引起冠状动脉缺血。

（5）行动脉导管结扎术时结扎导管将收缩压降至70~

80mmHg或血压降低不超过基础水平40%，应注意术后高血压反跳，及时给予镇静药、乌拉地尔、β受体阻滞剂美托洛尔或钙通道阻滞药氨氯地平等。

❖ 221. 治疗妊娠期高血压围手术期高血压的药物有哪些？

治疗妊娠期高血压围手术期高血压的药物有拉贝洛尔、乌拉地尔、钙通道阻滞药氨氯地平，慎用硝普钠（孕妇和乳母禁用）。应注意降压药与镇静药（如地西泮）、解痉药（如硫酸镁）之间的相互作用（合用可使降压作用增强）。

❖ 222. 治疗颅内病变围手术期高血压的药物有哪些？

以脑出血为例：急性期推荐静脉给予快速降压药，可选择乌拉地尔、拉贝洛尔、盐酸艾司洛尔、依那普利等。同时应限制液体入量，应用利尿药（如呋塞米），还应给予巴比妥类（如苯巴比妥钠）镇静，避免过度通气等，有助于降低血压。

❖ 223. 治疗嗜铬细胞瘤围手术期高血压的药物有哪些？

治疗嗜铬细胞瘤围手术期高血压的药物：术前控制血压主要以酚苄明、酚妥拉明最为常用。β受体阻滞剂如美托洛尔、艾司洛尔是控制心率的常用药物，但切忌在未使用α受体阻滞剂如酚苄明、酚妥拉明、乌拉地尔时单独应用，术中一旦血压超过基础血压的1/3或收缩压达到200mmHg时，除分析、排除诱发原因外，应立即采取降压措施，暂停手术操作。术中控制血压常用药物为酚妥拉明、乌拉地尔、硝普钠。若同时心率＞100次/分，可

静脉注射 β 受体阻滞剂如艾司洛尔；术中应尽量避免使用刺激交感神经系统的药物（如麻黄碱、氯胺酮等）及引起组胺释放的药物（如吗啡、阿曲库铵、氟哌利多等）。

第二节　妊娠期高血压疾病

一、概述

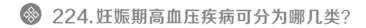 **224.妊娠期高血压疾病可分为哪几类？**

妊娠期高血压疾病是妊娠与血压升高并存的一组疾病，是产科常见的并发症，也是孕产妇和围产儿病死率升高的主要原因。该组疾病可分为四类，包括妊娠期高血压、子痫前期-子痫、妊娠合并慢性高血压、慢性高血压伴发子痫前期。

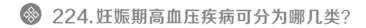 **225.妊娠期高血压疾病的好发因素有哪些？**

（1）初产妇。

（2）高龄产妇。

（3）体型矮胖，体重指数＞24kg/m^2。

（4）营养不良，特别是中、重度贫血者。

（5）种族，如非裔美国人。

（6）有慢性肾炎、糖尿病者。

（7）双胎、羊水过多、葡萄胎时发病率增高。

（8）气候及环境因素，寒冷季节发病增多，高海拔地区发病率高。

（9）遗传因素。

二、妊娠期高血压

❈ 226.什么是妊娠期高血压？

妊娠期高血压是指妊娠20周后出现收缩压≥140mmHg和（或）舒张压≥90mmHg，尿蛋白（-），且于产后12周内恢复正常的高血压病。其中，当收缩压≥160mmHg和（或）舒张压≥110mmHg时为重度妊娠期高血压。

❈ 227.如何判断妊娠期高血压？

孕妇同一手臂至少2次测量的收缩压≥140mmHg和（或）舒张压≥90mmHg为妊娠期高血压。对首次发现的血压升高者，应间隔4小时或以上复测血压，如2次测量均为收缩压≥140mmHg和（或）舒张压≥90mmHg则诊断为妊娠期高血压。对严重高血压，即收缩压≥160mmHg和（或）舒张压≥110mmHg者，间隔数分钟后重复测量即可诊断。

❈ 228.妊娠期高血压患者如何监测血压？

测量血压前，被测者至少安静休息5分钟，测量时取坐位或卧位。注意肢体放松，袖带大小合适（袖带长度应该是上臂围的1.5倍）。通常测量右上肢血压，袖带应与心脏处于同一水平，必要时测量两臂血压，以了解血压的增高情况。

❈ 229.如何预防妊娠期高血压？

除了常规注意休息和补充营养，保证心情舒畅，充足睡眠之外，还有以下建议。

（1）补钙：妊娠期钙的需求增加，同时尿钙排出增加，因此容易出现生理性低钙，钙代谢异常是妊娠期高血压的重要原因。我国建议，从妊娠中期开始常规补钙0.6 ～ 1.5g/d。

（2）补充叶酸：研究表明，妊娠期高血压患者血清中叶酸及维生素B$_{12}$水平低，妊娠早期补充叶酸可有效降低妊娠期高血压的发生率，推荐服用含叶酸的复合维生素。

（3）适度运动，控制体重使其合理增长：运动能缓解工作生活中的紧张、焦虑，增加外周血管弹性，促进血管扩张，有利于妊娠期高血压的预防。

此外，糖尿病孕妇在医师的指导下应用阿司匹林、低分子肝素也可降低妊娠期高血压的发生率。

❖ 230.妊娠期高血压应注意哪些问题?

妊娠期高血压患者应注意有无体重增长过多、下肢和外阴明显水肿、尿量减少、头痛、视物不清、胸闷、恶心、上腹不适或疼痛、胎儿生长受限等。

应按时产检，每次产检均应检测尿蛋白，必要时留取24小时尿做24小时尿蛋白定量，警惕血小板计数＜100×10^9/L、转氨酶水平异常（如ALT＞70U/L）、血肌酐＞106μmol/L、低蛋白血症等异常情况。

❖ 231.妊娠期高血压患者应进行哪些检查?

应做以下常规检查，必要时复查。
（1）血常规。
（2）尿常规。
（3）肝功能、血脂。
（4）肾功能。
（5）凝血功能。

（6）心电图。

（7）产科超声检查。

尤其是妊娠20周后才开始进行产前检查的孕妇，应了解和排除孕妇的基础疾病和慢性高血压，注意血脂、血糖水平，完善甲状腺功能、凝血功能等检查，注意动态血压监测，注意眼底改变和超声心动图检查结果。

232.妊娠期高血压患者日常生活应注意什么？

妊娠期高血压患者，首先应注意休息，保证充足睡眠，睡眠时以侧卧位为宜，必要时睡前可口服地西泮2.5～5mg。饮食方面应保证充足的蛋白质和热量，保证富钙食物摄入，控制食盐摄入，含碘食盐的摄入不超过6g/d。每日摄入钙1000mg，对于低钙摄入人群（＜600mg/d），推荐口服钙补充量至少为1g/d，以预防子痫前期。同时，保持情绪稳定，避免剧烈运动，以免血压持续升高，对胎儿和孕妇造成不利影响。

233.哪些药物可治疗妊娠期高血压？

常用的口服降压药有拉贝洛尔、硝苯地平或硝苯地平缓释片等。口服降压药血压控制若不理想，可静脉用药，如拉贝洛尔、酚妥拉明。妊娠期一般不使用利尿药降压，禁止使用血管紧张素转化酶抑制药和血管紧张素Ⅱ受体拮抗药。

234.妊娠期高血压患者应何时进行降压治疗？

降压治疗的目的是预防心脑血管意外和胎盘早剥等严重母儿并发症。收缩压≥160mmHg和（或）舒张压≥110mmHg的高血压孕妇必须进行降压治疗；收缩压≥140mmHg和（或）舒张压≥90mmHg的高血压孕妇建议降压治疗。

235.妊娠期高血压患者的血压控制目标是多少？

当孕妇未并发器官功能损伤时，酌情将收缩压控制在130～155mmHg，舒张压控制在80～105mmHg；孕妇并发器官功能损伤时，收缩压应控制在130～139mmHg，舒张压应控制在80～89mmHg；血压不可低于130/80mmHg，以保证子宫、胎盘的血流灌注。

236.妊娠期急性重度高血压如何紧急处理？

未使用过降压药者，可首选口服药降压，如拉贝洛尔、硝苯地平、肼屈嗪、甲基多巴。

应用方法：速效硝苯地平10mg口服，10～20分钟复测血压，如血压仍＞160/110mmHg，再口服20mg；20分钟复测血压未下降，可再口服20mg；20分钟复测血压仍未下降，应用静脉降压药。降压达标后，需要密切监测血压，1小时内每10分钟测量1次，以后1小时每15分钟测量1次，再之后1小时每30分钟测量1次，接着每1小时测量1次维持4小时，有条件者应给予持续心电监护测血压。

237.妊娠期高血压患者需要终止妊娠的时机和方式是什么？

妊娠期高血压患者可期待治疗至妊娠37周终止妊娠。重度妊娠期高血压终止妊娠时机同重度子痫前期。终止妊娠的方式：如无产科剖宫产术指征（如胎儿窘迫、头盆不称等），可考虑阴道试产；但如果不能在短时间内阴道分娩，则病情有可能加重，可考虑剖宫产终止妊娠。

238.妊娠期高血压患者分娩时应注意什么?

（1）密切观察有无头痛、视物不清、上腹不适、恶心等不适。

（2）监测血压并继续降压治疗，将血压控制在＜160/110mmHg，可同时使用硫酸镁。

（3）监测胎心率的变化。

（4）积极预防产后出血。

（5）产时、产后不可应用任何麦角新碱类药物。

 239.妊娠期高血压患者产后应注意什么?

妊娠期高血压可延续至产后，但也可以在产后首次发生高血压、子痫前期甚至子痫。产后新发生的高血压称为产后高血压，当血压持续≥150/100mmHg时建议降压治疗，当出现重度子痫前期和子痫时，降压的同时应使用硫酸镁。

三、子痫前期－子痫

 240.什么是子痫前期－子痫?

子痫前期是妊娠20周后出现收缩压≥140mmHg和（或）舒张压≥90mmHg，且伴有下列任一项。

（1）尿蛋白≥0.3g/24h，或尿蛋白/肌酐比值≥0.3，或随机尿蛋白≥（＋）。

（2）心、肺、肝、肾等重要器官，或血液系统、消化系统、神经系统的异常改变，胎盘－胎儿受到累及等。

子痫是子痫前期基础上发生不能用其他原因解释的抽搐。

❖ 241.什么是重度子痫前期？

子痫前期出现以下情况为重度子痫前期。

（1）血压持续升高：收缩压≥160mmHg，和（或）舒张压≥110mmHg。

（2）持续性头痛、视觉障碍或其他中枢神经系统异常表现。

（3）持续性上腹部疼痛及肝包膜下血肿或肝破裂表现。

（4）血清转氨酶升高。

（5）肾功能受损：尿蛋白＞2.0g/24h；少尿或血肌酐＞106μmol/L。

（6）低蛋白血症伴腹水、胸腔积液或心包积液。

（7）血液系统异常：血小板持续性下降并＜$100×10^9$/L；微血管内溶血，表现有贫血、黄疸或血乳酸脱氢酶水平升高。

（8）心力衰竭。

（9）肺水肿。

（10）胎儿生长受限或羊水过少、胎死宫内、胎盘早剥等。

❖ 242.子痫前期对孕妇及胎儿有什么影响？

子痫前期患者全身各系统各脏器灌流减少，可出现以下脏器病理生理变化。

（1）脑：脑水肿、脑出血、脑缺血、脑血栓等。

（2）肾：尿蛋白、血尿酸、血肌酐升高、肾功能损害严重致少尿及肾衰竭。

（3）肝：血转氨酶升高，肝包膜下血肿、肝破裂。

（4）心血管：心肌缺血、肺水肿、心力衰竭等。

（5）血液：溶血、贫血、血小板减少等。

（6）内分泌及代谢：子痫抽搐后可出现酸中毒。

（7）子宫胎盘血流灌注不足：胎盘功能下降，胎儿生长受限、胎儿窘迫，若胎盘床血管破裂可致胎盘早剥，严重时母胎死亡。

243.哪些人容易患子痫前期？

（1）一般情况：妊娠年龄≥35岁，妊娠前体重指数≥28kg/m²。

（2）内科病史：高血压病、肾脏疾病、糖尿病和自身免疫性疾病如系统性红斑狼疮、抗磷脂综合征等。

（3）既往病史及家族史：子痫前期病史及家族史（母亲或姐妹），高血压家族史。

（4）本次妊娠情况：初次妊娠，妊娠间隔时间≥10年，首次产检时收缩压≥130mmHg或舒张压≥80mmHg，妊娠早期24小时尿蛋白定量≥0.3g或持续存在尿蛋白≥（＋），多胎妊娠。

（5）本次妊娠未进行规律产检。

244.如何预防子痫前期的发生？

应适当增加产检次数，关注每次尿蛋白结果，提高孕妇自身的依从性。加强饮食营养管理，保证蛋白质摄入；对于低钙摄入人群（＜600mg/d），推荐口服钙补充量至少为1g/d。

对有子痫前期病史的孕妇，尤其有胎盘疾病史如胎儿生长受限、胎盘早剥病史者，可以在妊娠早中期（妊娠12～16周）开始每天服用小剂量阿司匹林。

245.如何尽早发现子痫前期？

子痫前期的预警信息：体重过度增加，病理性水肿，血压处于正常高限［收缩压为131～139mmHg和（或）舒张压81～89mmHg］，血压波动（相对性血压升高），胎儿生长受限趋势，血小板计数呈下降趋势及无原因的低蛋白血症等。一旦出现以上各种预警信息，要密切监测血压变化，增加产前检查的次数，注意孕妇的自觉症状，仔细排查各种原因并予以矫正。

✿ 246.子痫前期及子痫孕妇应进行哪些检查?

除进行妊娠期高血压的常规检查外，还应根据病情进行以下检查。

（1）眼底检查。

（2）血电解质检查。

（3）超声检查肝、肾等脏器及胸腔积液和腹水情况。

（4）动脉血气分析。

（5）心脏彩超及心功能测定。

（6）超声检查胎儿生长发育指标。

（7）头颅CT或MRI检查。

（8）高凝状况检查。

（9）排查自身免疫性疾病。

✿ 247.如何治疗子痫前期?

（1）一般治疗：保证饮食和休息。

（2）降压治疗：预防心脑血管意外和胎盘早剥等。

（3）硫酸镁防治子痫。

（4）合理扩容：出现呕吐、腹泻、分娩失血等严重液体丢失的情况时应补液扩容，一般情况下不建议。

（5）镇静：缓解孕产妇紧张焦虑情绪，改善睡眠。

（6）利尿：当孕妇出现肺水肿、脑水肿、急性心力衰竭、肾功能不全等情况时给予利尿治疗，但利尿治疗不作为常规治疗手段。

（7）经积极治疗母儿情况无改善或病情加重者，考虑终止妊娠。

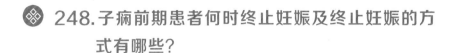 248.子痫前期患者何时终止妊娠及终止妊娠的方式有哪些？

（1）病情未达重度的子痫前期孕妇可期待治疗至妊娠37周终止妊娠。

（2）重度子痫前期：妊娠＜26周的孕妇经治疗后病情危重者建议终止妊娠；妊娠26～28周的孕妇根据母儿情况及医院诊治能力决定是否继续妊娠；妊娠28～34周，如病情稳定，可以考虑继续妊娠，如病情不稳定，经积极治疗24～48小时病情仍加重者，促胎肺成熟后应终止妊娠；妊娠≥34周的孕妇，若存在威胁母儿的严重并发症，则应考虑终止妊娠。

（3）子痫：控制病情后即可考虑终止妊娠。

关于终止妊娠的方式，如无产科剖宫产指征，原则上考虑阴道试产，但如果不能短时间内阴道分娩，则病情有可能加重，可放宽剖宫产指征。

249.子痫前期患者分娩时应注意什么？

（1）避免声、光刺激；密切观察有无头痛、视物不清、上腹不适、恶心等症状。

（2）监测血压并继续降压治疗，应将血压控制在160/110mmHg以内；继续使用或开始应用硫酸镁。

（3）监测胎心率的变化。

（4）积极预防产后出血。

（5）产时、产后不可应用任何麦角新碱类药物。

250.子痫前期患者产后应注意什么？

重度子痫前期患者产后应继续使用硫酸镁24～48小时，预防产后子痫，警惕产后迟发型子痫前期及子痫。

子痫前期患者产后1周内血压仍可能出现较大波动，高血压、蛋白尿等症状也可能反复出现甚至加重，此期仍应每日监测血压。产后血压≥150/100mmHg时，应给予降压治疗，哺乳期可应用产前使用的降压药物。产后血压持续升高时，要注意评估和排查是否存在其他系统疾病。注意监测及记录产后出血量。产妇重要器官功能稳定后方可出院。

❀ 251.子痫有什么表现？

子痫是子痫前期基础上发生不能用其他原因解释的强直性抽搐。前期症状表现为抽搐、面部充血、口吐白沫、深昏迷；随后出现深部肌肉僵硬，很快发展成典型全身高张阵挛惊厥、有节律的肌肉收缩和紧张，持续1～1.5分钟，其间患者无呼吸动作；此后抽搐停止，呼吸恢复，但患者仍昏迷，最后意识恢复，但易激惹、烦躁。

❀ 252.发生子痫应如何处理？

（1）一般急诊处理：保持呼吸道通畅，维持呼吸、循环功能稳定，避免声、光等刺激，预防坠地外伤、唇舌咬伤，留置导尿管监测尿量等。

（2）控制抽搐：硫酸镁是首选药物，当存在使用硫酸镁禁忌证或硫酸镁治疗无效时，可考虑应用地西泮、苯妥英钠或冬眠合剂控制抽搐。

（3）降低颅压：20%甘露醇250ml快速静脉滴注。

（4）控制血压：当收缩压持续≥160mmHg，舒张压≥110mmHg时，要积极应用硝苯地平等药物降压，以预防脑血管并发症。

（5）纠正缺氧和酸中毒：面罩和简易呼吸气囊吸氧，必要时给予适量4%碳酸氢钠纠正酸中毒。

（6）终止妊娠：一旦抽搐得到控制即可考虑终止妊娠。

四、妊娠合并慢性高血压及慢性高血压伴发子痫前期

❀ 253.什么是妊娠合并慢性高血压？

妊娠合并慢性高血压，包括如下几种情况。

（1）妊娠前收缩压≥140mmHg和（或）舒张压≥90mmHg，妊娠期无明显加重。

（2）妊娠20周前收缩压≥140mmHg和（或）舒张压≥90mmHg，妊娠期无明显加重。

（3）妊娠20周后首次诊断的高血压，但持续到产后12周以后血压仍未恢复至正常。

❀ 254.什么是慢性高血压伴发子痫前期？

慢性高血压孕妇出现以下情况为伴发子痫前期。

（1）妊娠前无蛋白尿，妊娠20周后出现蛋白尿。

（2）妊娠前有蛋白尿，妊娠后蛋白尿明显增加，或血压进一步升高或出现血小板减少至＜$100×10^9$/L，或伴有其他肝肾功能损害、肺水肿、神经系统异常或视觉障碍等严重表现。

❀ 255.妊娠合并慢性高血压有哪些危害？

妊娠合并慢性高血压孕妇子宫胎盘血流灌注量下降，发生胎盘早剥、胎儿生长受限、胎儿宫内窘迫、死胎风险增加，并且妊娠合并慢性高血压孕妇中有13%～40%可能发展为慢性高血压

并发子痫前期。

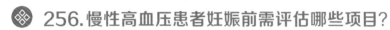

256.慢性高血压患者妊娠前需评估哪些项目？

对慢性高血压的女性，孕前应了解是否存在靶器官损害及是否为继发性高血压，检查项目一般包括肾动脉超声、心脏超声心动图、动态血压监测、血常规、血浆肾素/醛固酮水平、尿常规、凝血功能、肝功能、肾功能、血糖、电解质、血尿酸、尿微量白蛋白/肌酐、尿蛋白定量检测等。

257.慢性高血压患者如何备孕？

鼓励健康的饮食和生活习惯，如规律的体育锻炼、控制食盐摄入量（<6g/d）、保证富钙食物摄入（每日摄入钙1000mg），饮用纯净水，少喝含糖饮料，不吸烟、不饮酒、远离二手烟，监测体重，鼓励超重孕妇控制体重，将体重指数控制在$18.5 \sim 25kg/m^2$，腹围80cm以内。补充叶酸0.4mg/d。调整降压药物为妊娠期可用的药物，监测血压。

258.妊娠合并慢性高血压患者终止妊娠的时机及方式是什么？

终止妊娠的时机如下。

（1）不需要降压药维持治疗，建议妊娠38周后尽快分娩。

（2）需要降压药维持治疗，建议妊娠37周后分娩。

（3）有无法控制的重度高血压、子痫、肺水肿、弥散性血管内凝血、新发或加重的肾功能不全、胎盘早剥和异常胎心监护时，应在孕妇病情稳定后尽快分娩，估计短时间不能经阴道分娩者，病情有可能加重者，放宽剖宫产指征。

259.慢性高血压并发子痫前期患者终止妊娠的时机及方式是什么？

终止妊娠的时机如下。

（1）妊娠34周之前出现伴有严重表现的慢性高血压合并子痫前期的孕妇，可考虑期待治疗至妊娠34周；没有严重表现的慢性高血压合并子痫前期，可考虑期待治疗到妊娠37周，同时密切监测孕妇和胎儿情况。

（2）34周以上使用传统降压药不能控制的急性重度高血压患者或伴有严重表现的子痫前期患者，应在妊娠34周后分娩。

（3）任何孕周并发子痫前期且有无法控制的严重高血压、子痫、肺水肿、DIC、新发或加重肾功能不全、胎盘早剥、胎儿宫内窘迫，应在母体情况稳定后立即终止妊娠。若不能短时间内经阴道分娩，则考虑剖宫产终止妊娠。

五、HELLP综合征

 260.什么是HELLP综合征？

HELLP综合征以溶血、肝酶水平升高及血小板计数低为特点，是妊娠期高血压疾病的严重并发症，也可以发生在无血压升高或血压升高不明显，或高血压不伴蛋白尿的情况下，可见于子痫前期临床症状出现之前。

 261.HELLP综合征对母儿有什么影响？

（1）对母体的影响：HELLP综合征孕妇可并发肺水肿、胎盘早剥、腹水、胸腔积液、产后出血、弥散性血管内凝血（DIC）、肾衰竭、肝破裂等，剖宫产率高，死亡率较一般孕妇明显升高。

多器官功能衰竭、DIC是HELLP综合征最主要的死亡原因。

（2）对胎儿的影响：因胎盘供血、供氧不足，胎盘功能减退，导致胎儿生长受限、死胎、死产、早产。

❖ 262.HELLP综合征有哪些表现？

HELLP综合征多数发生在产前，典型症状为全身不适、右上腹疼痛、体重骤增、脉压增大。少数孕妇可有恶心、呕吐等消化系统表现，但高血压、蛋白尿表现不典型。确诊主要依靠实验室检查。

❖ 263.如何诊断HELLP综合征？

HELLP综合征诊断标准如下。

（1）血管内溶血：外周血涂片见破碎红细胞、球形红细胞；胆红素≥20.5μmol/L（即1.2mg/d）；血红蛋白轻度下降；乳酸脱氢酶水平升高。

（2）肝酶水平升高：ALT≥40U/L或AST≥70 U/L。

（3）血小板计数减少：血小板计数<100×10^9/L。

❖ 264.如何治疗HELLP综合征？

HELLP综合征应按照重度子痫前期住院治疗，在此基础上加用以下治疗方法。

（1）糖皮质激素：血小板<50×10^9/L时考虑糖皮质激素治疗，妊娠期每12小时静脉滴注地塞米松10mg，产后应继续应用3次，以免出现血小板再次降低、肝功能恶化、少尿等。

（2）输注血小板：血小板<50×10^9/L且血小板数量迅速下降或存在凝血功能障碍时应考虑备血及血小板；血小板<20×10^9/L或剖宫产或有出血时，应输注浓缩血小板、新鲜冻干血浆。

（3）适时终止妊娠。

❖ 265.HELLP综合征终止妊娠的时机及方式是什么？

（1）终止妊娠的时机：孕龄＞34周或胎肺已成熟、胎儿窘迫、先兆肝破裂及病情恶化者，应立即终止妊娠；病情稳定、妊娠＜34周、胎肺不成熟及胎儿情况良好者，可延长48小时，以完成糖皮质激素促胎肺成熟，然后终止妊娠。

（2）终止妊娠的方式：HELLP综合征不是剖宫产指征，但可酌情放宽剖宫产指征。

第四章

高血压并发症

第一节　高血压心脏病变

❖ 266.长期高血压对心脏有哪些影响？

（1）左心室肥厚：由于血压升高，阻碍心脏泵出血液，心脏长期处于高负荷工作状态，就会出现左心室肥厚。

（2）冠心病：长期血压得不到控制，会导致血管内皮损伤、脂质沉积，导致冠状动脉狭窄或者闭塞，从而引起心绞痛或心肌梗死。

（3）心力衰竭：长期血压控制不佳，首先出现左心室肥厚，如果血压仍未进一步控制，会进展为心力衰竭。

（4）心房颤动：血压升高导致左心房压力增高，从而发生心房颤动，易加重心力衰竭。

❖ 267.高血压心脏病有哪些表现？

因高血压长期控制不佳而引起的心脏结构和功能改变称为高血压心脏病。

（1）早期：可无明显自觉症状或仅有轻度不适，如头痛、胸闷等。

（2）进展期：由于血压升高，阻碍心脏泵出血液，心脏长期处于高负荷工作状态，就会出现心肌肥厚、左心室舒张和（或）

收缩功能异常，导致肺淤血，主要表现为劳力性呼吸困难，夜间阵发性呼吸困难，端坐呼吸，咳嗽、咳粉红色泡沫痰等。左心衰竭一旦并发右心衰竭，就会形成全心衰竭，主要表现为颈静脉明显充盈，右上腹疼痛、肝大，双下肢水肿，严重时可出现全身水肿、少尿等。

❖ 268.高血压患者心血管病变的危险因素有哪些？

血压水平与心血管风险呈连续、独立正相关关系。对于高血压患者除关注其血压水平外，还需注意超重和肥胖、吸烟、酗酒、高脂血症、血糖异常、高同型半胱氨酸血症、肾功能不全、长期精神紧张、缺乏体力活动、年龄、遗传倾向等危险因素。

除年龄、遗传倾向为不可变因素外，其他危险因素均可通过改善生活方式或药物治疗改善，从而降低发生心血管病变的风险。

❖ 269.如何避免高血压对心脏的损伤？

高血压心脏损害主要是高血压患者长期血压控制不佳、不达标，引起心脏结构及功能改变，包括左心室肥厚、冠心病、心力衰竭及心律失常等。因此，高血压患者为避免心脏损伤应改变生活方式，同时需要在专科医师指导下规律口服降压药，使血压<140/90mmHg。在降压药选择上，尽量选择具有保护心脏作用的药物。

❖ 270.如何治疗高血压导致的心脏损伤？

（1）高血压合并冠心病，给予抗血小板聚集药阿司匹林，降脂稳定斑块药物他汀类如阿托伐他汀钙，控制心室率、降低心肌氧耗的药物美托洛尔等。

（2）高血压合并心力衰竭，给予血管紧张素转化酶抑制药培哚普利（不能耐受可使用血管紧张素Ⅱ受体拮抗药如缬沙坦），β受体阻滞剂美托洛尔和醛固酮受体拮抗药螺内酯，ARNI如沙库巴曲缬沙坦，SGLT2如恩格列净、达格列净。如为急性心力衰竭常需要静脉给予利尿药和血管扩张药等。

（3）高血压合并心房颤动，给予心率/节律控制药物如胺碘酮、控制心室率的药物美托洛尔，在专科医师的指导下口服抗凝药如华法林、达比加群，预防脑卒中和体循环栓塞。

❖ 271.哪些生活方式可以改善高血压导致的心脏损伤？

通过生活方式干预可以改善高血压导致的心脏损伤。

（1）减少钠盐摄入，增加钾的摄入。

（2）合理膳食，建议饮食以水果、蔬菜、低脂奶制品、富含食用纤维的全谷物、植物来源的蛋白质为主，减少饱和脂肪和胆固醇的摄入。

（3）适当运动，控制体重。

（4）戒烟限酒。

（5）减轻精神压力，保持心理平衡。

第二节　高血压脑血管病变

❖ 272.高血压与脑血管病变有什么关系？

高血压是脑卒中最重要的危险因素，也是其独立危险因素，收缩压和（或）舒张压增高都将增加脑卒中发病率，且与脑出血或脑梗死发病风险呈正相关。脑卒中患者中有高血压病史者占76.5%，高血压患者脑卒中发生率比正常血压者高6倍，且与血压升高的程度、持续时间长短、年龄及高血压类型有密切关系。有效控制血压，可明显降低脑血管病发病率。

273.长期高血压对脑血管有哪些影响？

高血压会加速脑动脉硬化，长期高血压导致小动脉管壁发生病变，管腔狭窄，内膜增厚，当脑血管管腔进一步狭窄或闭塞时，脑组织就会缺血、缺氧发生脑血栓。另外，高血压还会引起小动脉壁透明样变，纤维素样坏死，形成微小动脉瘤，当血压骤升时，已经变硬、变脆弱的血管破裂，发生脑出血。所以控制血压尤为重要，有效控制血压可延缓和控制脑血管疾病的发生。

274.高血压会导致哪些脑血管疾病？

长期高血压对脑组织的影响，无论是脑卒中或慢性脑缺血，都是脑血管病变的后果。

（1）长期高血压使脑血管发生缺血与变性，形成微动脉瘤，从而发生脑出血。

（2）高血压促使脑动脉粥样硬化、脑血管痉挛，粥样斑块破裂可并发脑血栓形成，出现脑供血不足、脑梗死。

（3）脑小动脉闭塞性病变引起针尖样小范围梗死病灶，称为腔隙性脑梗死。

（4）严重的高血压突破了脑血流自动调节范围，脑组织灌注过多，可引起脑水肿。

275.高血压导致脑血管疾病的好发部位是哪里？

高血压脑血管疾病的好发部位是内囊，主要原因是长期高血压对动脉造成的冲击损害。内囊的血液供应来自豆纹动脉。豆纹动脉是大脑中动脉的一个分支，它与所发出的血管呈直角关系，受到的压力越大，所受的损害越大，最终压力变动导致血管破裂而出血。

🏵 276.高血压导致的脑血管疾病有哪些表现？

（1）突然出现头晕、头痛，严重时伴恶心、呕吐，或头痛、头晕的形式和感觉与平时不同，程度加重，或由间断发作变成持续性。

（2）口角歪斜、言语不清、肢体无力，常表现为单侧偏身无力。

（3）面、舌、唇或手足麻木。

（4）饮水呛咳、吞咽困难，视物成双、视物模糊、视野缺损等，也有表现为眼前发黑或一时看不清东西，耳鸣或听力改变。

（5）意识障碍，表现为精神萎靡不振，总想睡觉或整日昏昏沉沉。性格一反常态，突然变得沉默寡言、表情淡漠、行动迟缓或多语易躁。

（6）全身疲乏无力、出虚汗、低热、胸闷、心慌或突然出现打嗝、呕吐等。

🏵 277.高血压导致的脑血管疾病有哪些后遗症？

（1）三偏：偏瘫（中枢性面瘫、舌瘫、肢体瘫痪）；偏身感觉障碍［一侧感觉障碍（肢体麻木不适）］；偏盲（一侧视力障碍）。

（2）言语障碍：失语症（言语不清、言语不能或听不懂他人讲话）。

（3）认知障碍：无法认清家人、地点、时间等。

（4）吞咽障碍：进食、喝水呛咳，吸入性肺炎、窒息。

（5）日常生活能力障碍：无法完成洗漱、穿衣、进食等日常活动。

278.如何治疗高血压脑血管疾病？

（1）缺血性脑血管病的治疗：控制血压，病情稳定合并脑卒中患者，降压目标为＜140/90mmHg。急性缺血性卒中并准备溶栓者的血压应控制在＜180/110mmHg，溶栓治疗可用尿激酶；降纤治疗可用巴曲酶；抗血小板聚集治疗应用阿司匹林；神经保护治疗，如钙通道阻滞药氨氯地平、自由基清除剂、胞磷胆碱、亚低温治疗；血管内介入性治疗，如颅内外血管经皮腔内血管成形术及血管内支架置入等。

（2）出血性脑血管病的治疗：对于急性脑出血的降压治疗，患者收缩压＞220mmHg时，应积极使用静脉降压药如乌拉地尔降低血压，收缩压＞180mmHg时，也可使用静脉降压药如乌拉地尔控制血压，＜160/90mmHg作为参考降压目标值，同时给予甘露醇脱水降颅压，控制脑水肿，给予巴曲酶（立止血）等止血药物；局部亚低温治疗；外科手术治疗。

279.哪些生活方式可改善高血压脑血管疾病？

通过生活方式干预可改善高血压性脑血管疾病的发生。

（1）减少钠盐摄入，增加钾的摄入。

（2）合理膳食，建议饮食以水果、蔬菜、低脂奶制品、富含食用纤维的全谷物、植物来源的蛋白质为主，减少饱和脂肪和胆固醇摄入。

（3）适当运动，控制体重，戒烟限酒。

（4）减轻精神压力，保持心理平衡。

第三节　高血压肾脏病变

❖ 280.长期高血压对肾脏有哪些影响？

长期高血压引起肾内小动脉及细小动脉病变，造成动脉管腔狭窄，继发缺血性肾实质损害，导致肾小球硬化、肾小管萎缩和肾间质纤维化。临床表现为夜尿增多、低比重尿、轻-中度蛋白尿、肾小球滤过率进行性下降，最终可发展为终末期肾病，需要透析或肾移植。

❖ 281.高血压导致的肾脏病变有哪些表现？

（1）夜尿增多：夜间（22时至6时）排尿次数和尿量增多，起夜次数≥2次，且尿量超过白天或多于750ml。

（2）尿中泡沫增多：提示可能存在蛋白尿，微量白蛋白尿（尿白蛋白与尿肌酐比值＞30mg/g）或轻-中度蛋白尿（24小时尿蛋白定量＜3.5g/24h）。

（3）肾功能减退：尿素氮、血肌酐升高，肾小球滤过率下降，严重者合并贫血、高钾血症等。

（4）血压居高不下：血压越来越难控制，以前每天吃1粒药血压就控制得很好，现在几种药都不能把血压降到正常。

所以，患有高血压一定要及时就医，控制好血压，预防并发症。

❖ 282.为什么会患高血压肾病？

（1）血压长期控制不佳，过高的血压损伤肾脏血管，血管受损进一步造成肾小球缺血、肾脏纤维化及肾小管萎缩，使肾小球内压力升高，肾小球滤过率降低，增加蛋白质的流失，造成肾病。

（2）高盐饮食，钠摄取过多会造成血液中钠离子过多，导致水分滞留，使血压升高，肾脏负担加重，造成肾病。

（3）高血压患者常有吸烟、肥胖、高脂血症、糖尿病等情况，这些都会对肾脏造成进一步损伤，导致肾病的发生。

❀ 283.高血压肾病分哪些类型？

高血压肾病分两类。

（1）良性小动脉性肾硬化症：高血压长期作用于肾脏所引起，高血压病史持续5～10年即可出现，常有高血压家族史，多见于老年人。

（2）恶性小动脉性肾硬化症：恶性高血压引起肾损害，血压突然和明显升高，一般超过180/120mmHg，可出现肾功能急剧减退、持续性蛋白尿、血尿和管型尿，短期内即可发展至尿毒症，多见于中、青年人。

❀ 284.高血压造成肾脏损害的后果是什么？

高血压肾病严重者可导致慢性肾衰竭，最终进展至终末期肾病，也就是尿毒症，需要透析或肾移植。因此，高血压肾病要早发现、早诊断、早治疗。血压控制较好，会减慢肾脏血管病变的进行性加重，减少尿蛋白的漏出，使高血压肾病得到很好的控制。

❀ 285.如何预防高血压导致的肾脏损伤？

（1）低盐、低脂饮食。

（2）适量运动，控制体重。

（3）心情舒畅，戒烟。

（4）避免肾毒性药物。如抗生素类：头孢拉定、庆大霉素、阿米卡星、万古霉素、两性霉素B；非甾体抗炎镇痛药：吲哚美辛、对乙酰氨基酚、布洛芬、阿司匹林等；肿瘤化疗药：顺铂、甲氨蝶呤等；造影剂：碘海醇等；中草药：雷公藤、木通、防己、益母草、草乌等。

（5）定期监测血压，一旦出现血压升高，应定期到医院检查尿常规、肾功能、眼底等。

❂ 286.如何治疗高血压导致的肾脏损伤？

治疗包括非药物性干预和药物治疗。

（1）非药物性干预：限盐（摄入氯化钠＜5g/d），优质低蛋白饮食，适量水果和蔬菜摄入，避免饮酒或浓茶，充足睡眠，中等强度的体育锻炼，每周至少150分钟的累计运动时间。

（2）药物治疗：根据尿蛋白、肾功能、靶器官损害及并发症情况选择合适的降压药物，首选ACEI（如××普利）和ARB（如××沙坦），同时给予慢性肾脏病相关的其他综合治疗。

第四节　高血压血管病变

❂ 287.长期高血压对血管有哪些影响？

长期高血压会导致血管内膜损伤、动脉血管壁受损、小动脉中层玻璃样病变，引起全身血管病变。如在长期高血压基础上血压急性升高可引起血管内膜损伤，出现血管内皮破裂，引起主动脉夹层，血管破裂导致脑出血等；高血压引起动脉血管壁受损，血脂进入血管内皮下，形成动脉粥样硬化，长期高血压会导致动脉粥样硬化进展，进而引起斑块破裂，血管闭塞，血栓形成，导致心肌梗死、脑梗死等。

 288.高血压导致的血管病变有哪些表现？

（1）高血压脑血管疾病：包括脑梗死、脑出血、短暂性脑缺血发作等，可表现为肢体偏瘫、言语功能障碍，甚至意识障碍、认知不清等。

（2）高血压心血管病变：包括心绞痛、心肌梗死、主动脉夹层等，可表现为胸痛、后背疼痛、胸闷、气短、心悸等。

（3）高血压外周动脉病变：包括眼底视网膜动脉破裂出血/视网膜动脉闭塞、颈部动脉狭窄/闭塞、肾动脉狭窄、肢体动脉狭窄/闭塞等，可表现为视物模糊、头晕、少尿、间歇性跛行等。

289.如何避免高血压对血管的损伤？

血压控制达标是预防血管损害的重要手段，早期发现高血压是避免发生血管损害的关键环节，定期血压监测是发现高血压的主要方法。对高血压患者要做到早发现、早诊断、早治疗。对尚未患有高血压的人群，要倡导健康生活方式。预防高血压发生是避免血管损害的最佳方法。

290.如何治疗高血压导致的血管疾病？

（1）改善生活方式，避免不良生活习惯。

（2）合理使用降压药物，规律服药，并定期监测血压，保持血压平稳。若合并缺血性血管疾病可能需要口服抗血小板聚集药（如阿司匹林），调脂稳定斑块药物（如他汀类），防止血管进一步狭窄、闭塞，症状明显者，服用血管扩张药物缓解症状。

（3）严重者需要介入微创治疗、外科手术治疗，在血管未完全闭塞前行支架置入，防患于未然。

（4）若合并出血性血管疾病应更加严格地控制血压，应用止血药物，严重者亦可行介入微创治疗或外科手术治疗。

第五节　高血压眼底病变

 291. 长期高血压对眼底有哪些影响？

长期慢性高血压或在长期高血压基础上血压急剧升高会损伤视网膜小动脉内膜，使杂质沉积，造成动脉硬化、管腔狭窄或痉挛性收缩，影响视网膜供血，视网膜出现出血、渗出、水肿等病变，严重时出现视神经水肿。渗出物质沉积于视网膜上，眼底会出现放射状蜡样小黄点，引起视觉障碍，如视物不清，视物变形、变小等。严重时造成玻璃体积血，增殖条索机化牵拉视网膜，造成视网膜脱离，眼球萎缩直至失明。因此，一旦患有高血压，要定期检查眼底。

 292. 高血压眼底病变如何分级？

高血压眼底病变即高血压视网膜病变可分为四级。

一级：出现视网膜小动脉痉挛，变细、反光带增宽。

二级：出现视网膜小动脉硬化，视网膜小动脉呈现铜丝样或银丝样改变，动静脉交叉压迹较为明显。

三级：除以上体征外，还会出现视网膜出血、水肿、渗出等病理改变。

四级：出现视神经水肿，也会因动脉硬化出现各种严重并发症。

293.高血压导致的眼底病变有哪些表现？

（1）视网膜小动脉变细，反光增强，动脉硬化呈铜丝样、银丝样外观。在动静脉交叉处表现为交叉处静脉隐没，或交叉之两端静脉消失，或交叉之静脉偏斜，或静脉压陷，或静脉拱形。

（2）视网膜病变表现包括出血和渗出。①出血：浅层出血者呈线状、火焰状或片状，深层出血多为圆点状或圆块状。②渗出：软性渗出物，位于视网膜表层大小不一棉絮状渗出物；硬性渗出物，位于视网膜深层，呈黄白色小点状，边缘清晰。如果高血压引起视网膜中央或者分支静脉阻塞，会造成黄斑区水肿，星芒状渗出。

（3）视网膜神经病变表现：视盘水肿、边界模糊，小片出血。

294.如何治疗高血压导致的眼底病变？

（1）一般治疗：通过改变不良生活方式控制血压，合理膳食，低盐、低脂；适度体育锻炼，控制体重；戒烟、戒酒；减轻精神压力，保持心态平衡。

（2）药物治疗：对于急进性高血压导致的高血压眼病，应及早开始口服降压药治疗，必要时静脉滴注给药，同时监测血压。

（3）激光治疗及玻璃体腔注药：当出现视网膜静脉阻塞等情况时，对于无血液灌注区域，为阻止新生血管形成可考虑视网膜激光光凝治疗；对于黄斑水肿，可应用抗血管内皮生长因子类药物眼内注射，消除水肿，提高视力。

（4）手术治疗：若出现严重玻璃体积血或者增殖牵拉引起视网膜脱离，可行玻璃体切除手术治疗。

第五章

低血压

第一节 概 述

🏵 295.什么是低血压?

低血压指血压低于正常水平。因个体差异,世界卫生组织对低血压的诊断尚无统一标准。目前认为,血压低于90/60mmHg即为低血压。有的人基础血压就低,如一些年轻女性,或者一些常年锻炼的运动健将,所以应根据个体长期血压水平判断是否为低血压。

🏵 296.导致低血压的常见原因有哪些?

生理性低血压发病原因不是特别清楚,与形体瘦弱、遗传因素有一定关联。其他低血压常见原因包括大出血、脱水、感染、过敏等。直立性低血压与体位变化有关,如从卧位转为站立位后3分钟以内,收缩压下降≥20mmHg和(或)舒张压下降≥10mmHg。

🏵 297.导致低血压的罕见原因有哪些?

(1)神经系统疾病:脊髓空洞症、多发性硬化症、肌萎缩性侧索硬化症、重症肌无力等。

（2）内分泌代谢疾病：垂体功能减退症、肾上腺皮质功能减退症、甲状腺功能减退症、糖尿病性神经病变等。

（3）心血管系统疾病：主动脉瓣或二尖瓣严重狭窄、充血性心力衰竭、缩窄性心包炎、心包积液、梗阻性肥厚型心肌病、多发性大动脉炎（无脉症）等。

（4）其他：如高原性低血压、类癌综合征等。

298.低血压对人体有哪些危害？

低血压可以造成精神差、头晕、头痛、眼花、周身乏力、黑矇、晕厥、四肢发冷等。从日常生活来讲，可能造成情绪低落、心情压抑、抑郁等。如果低血压长期存在，没有得到纠正，则可能进展为休克，严重时出现晕厥、意识不清、死亡等。

第二节　低血压诊断和分类

299.如何诊断低血压？

没有高血压疾病的人群，如果血压低于90/60mmHg，同时合并心慌等不适症状，就可以诊断为低血压。而对于高血压人群，如果在平时测量得到的基础血压水平上下降了25%，也可以诊断为低血压。

300.低血压分为哪几类？

（1）按照发生原因，分为生理性低血压及病理性低血压。生理性低血压是指一部分健康人群，其血压值虽然已经达到了低血压标准，但是没有任何其他症状，多见于体质比较瘦弱的青中年女性、老年人。除血压偏低外，人体各系统器官无缺血和缺氧等异常。病理性低血压是指由人体某些器官或系统的疾病所造成的血压降低。慢性者可见于慢性营养不良症、特发性或肥厚型心肌病、慢性缩窄性心包炎、高度的主动脉瓣狭窄等。服用抗抑郁药、降压药等也可以引发低血压。

（2）按照发生形式，分为急性低血压及慢性低血压。急性低血压多见于大出血、急性心肌梗死、阵发性快速心律失常、严重创伤、感染、过敏等。慢性低血压多见于生理性低血压、某些慢性消耗性疾病（如严重的肺结核、恶性肿瘤、营养不良、严重心力衰竭、恶病质等）以及某些疾病的严重阶段。

第三节　低血压的预防与治疗

❖ 301.如何预防低血压？

日常生活中，注意保持有规律的生活方式，避免熬夜、劳累，保持情绪稳定，经常测量血压、血糖，低盐、低脂饮食，减少糖类的摄入，少食多餐，因为过饱会导致胃肠道血流量大，回心血量减少，从而导致低血压。早上睡醒后保持平躺状态几分钟后再坐起来，随后在床边坐 1～3 分钟再逐渐过渡到站立位，避免长时间洗热水澡，洗热水澡时热水可使血管扩张而降低血压，同时还容易造成脑血管破裂等情况。

❖ 302.如何治疗低血压？

血压在平时基础上出现下降，并且出现心慌、面色苍白、精神差，甚至出现黑矇和意识不清等情况，需要治疗。首先需要明确出现低血压的原因，如果是因为劳累、紧张等造成迷走神经兴奋引起的低血压，可以适当调整生活方式，去除诱发因素。如果是因为病理原因引起的低血压，则应积极就医，尽快纠正低血压状态。

303.如何治疗病理性低血压？

病理性低血压需要尽快去医院，尽快明确低血压的原因，尽快去除病因，纠正低血压。过敏引起的过敏性休克，应尽快脱离过敏原，应用抗过敏药物。感染引起的感染性休克，应积极治疗和控制感染。急性心肌梗死引起的心源性休克，应积极开通堵塞的心脏血管，溶栓或者放置心脏支架。心包积液或者气胸引起的休克，应尽快将胸腔或者心包中的积液排出。外伤引起的大出血，应尽快输液、输血。

304.日常生活中低血压患者应注意什么？

低血压患者要注意定期测量血压，不要过度劳累，也不要熬夜，保证正常、规律的饮食。有些年轻女性如果基础血压不高，不要盲目减肥，尤其不要节食、节水。建议适当运动以增强体质，但要避免剧烈运动，不宜踢足球、打篮球等，防止摔倒或者晕厥，可适当进行一些中等强度的有氧运动，如游泳、瑜伽或者太极拳等，尽量减少下蹲过程中蹲坐状态的持续时间。

第六章

降压药

第一节　降压药的分类及降压机制

一、降压药的分类及名称

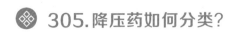 **305.降压药如何分类？**

　　降压药作用于血压调节系统中的一个或多个部位发挥作用，故根据药物主要作用部位不同进行药理学分类。

　　（1）利尿药：主要通过减少细胞外的容量降低血压。

　　（2）β受体阻滞剂：抑制交感神经的兴奋，减慢心肌收缩力，降低心率，以降低血压。

　　（3）钙通道阻滞药：通过阻断钙离子通道，使血管扩张，发挥降压作用。

　　（4）血管紧张素转化酶抑制药：抑制血管紧张素转化酶的活性，使该酶不能发挥作用，以降低血压。

　　（5）血管紧张素Ⅱ受体拮抗药：阻断血管紧张素Ⅱ受体，使其不能发挥作用，以降低血压。

　　（6）α受体阻滞剂：通过阻断位于血管平滑肌细胞上的α_1受体，抑制交感神经活性，舒张阻力与容量血管，降低外周血管阻力，有效降低血压。

306.降压药的分类及名称是什么？

降压药分六大类。

（1）利尿药：如呋塞米、螺内酯。

（2）钙通道阻滞药（CCB）：如尼群地平、硝苯地平。

（3）血管紧张素Ⅱ受体拮抗药（ARB）：如替米沙坦、缬沙坦。

（4）血管紧张素转化酶抑制药（ACEI）：如贝那普利、依那普利。

（5）β受体阻滞剂：如美托洛尔、拉贝洛尔。

（6）α受体阻滞剂：如乌拉地尔、酚妥拉明。

二、降压药的作用机制

 ## 307.利尿药如何降低血压？

利尿药主要通过排钠，减少细胞外容量，降低外周血管阻力发挥降压作用。肾小管是利尿药作用的重要部位，根据药物作用不同分为以下四类。

（1）碳酸酐酶抑制药：乙酰唑胺可通过促进Na^+排出而产生利尿作用，但由于该类利尿药作用弱，现已少作利尿药使用。

（2）噻嗪类利尿药：主要通过影响尿液的稀释过程，产生中等强度利尿作用。

（3）袢利尿药：通过抑制肾脏对尿液的浓缩过程，产生强大利尿作用。

（4）保钾利尿药：螺内酯通过拮抗醛固酮，间接抑制K^+-Na^+交换，排钠保钾而产生低效利尿作用；氨苯蝶啶直接抑制K^+-Na^+而产生利尿作用。

308.钙通道阻滞药如何降低血压？

钙离子是血管平滑肌电兴奋和机械收缩的重要物质，参与细胞代谢中一些关键酶的调节。如腺苷酸环化酶、鸟苷酸环化酶和磷酸二酯酶，与环磷酸腺苷 cAMP 的作用密切相关。钙通道阻滞药主要作用于血管平滑肌上的 L 型钙通道，通过阻滞电压依赖 L 型钙通道，减少细胞外钙离子进入血管平滑肌细胞内，降低阻力血管的收缩反应，舒张血管，从而起到降压作用。

309.血管紧张素 II 受体拮抗药如何降低血压？

血管紧张素 II 受体拮抗药通过阻断血管收缩、减少水钠潴留与重构作用发挥降压作用，还能降低血液循环中血管紧张素 II 水平，消除其直接收缩血管作用，从而降低血压。此外，其降压作用还可能与抑制缓激肽降解，促进 Ang 1～7产生有关。

310.血管紧张素转化酶抑制药如何降低血压？

血管紧张素转化酶抑制药通过抑制循环和组织中的血管紧张素转化酶活性起到降压作用，血管紧张素 II 是很强的血管收缩物质，血管紧张素转化酶抑制药使血管紧张素 I 转换为血管紧张素 II 受阻，通过减弱血管紧张素 II 收缩血管的作用起到降压作用。同时也可通过抑制激肽酶而发挥降压作用。

311.β 受体阻滞剂如何降低血压？

通过抑制中枢和周围肾素 - 血管紧张素 - 醛固酮系统（RAAS），抑制心肌收缩力和减慢心率发挥降压作用。β 受体阻滞剂通过选择性地与 β 受体结合，产生多种降压效应，如降低心排血量，减少肾素释放及中枢交感神经冲动等。

🏵 312.α受体阻滞剂如何降低血压？

通过对抗去甲肾上腺素的血管收缩作用，抑制交感神经活性，扩张动脉和静脉以降低血压，α受体阻滞剂可双重作用于中枢与外周交感神经，抑制神经活动以扩张血管，有效降低血压。

三、常用降压药品类

🏵 313.常用的利尿药有哪些？

常用利尿药分为三大类。

（1）噻嗪类利尿药：氢氯噻嗪、苄氟噻嗪、吲达帕胺、氯噻酮。

（2）袢利尿药：呋塞米、托拉塞米、布美他尼等。

（3）保钾利尿药：螺内酯、氨苯蝶啶等。

🏵 314.常用的钙通道阻滞药有哪些？

（1）二氢吡啶类第一代：硝苯地平片，为短效药。

（2）二氢吡啶类第二代：硝苯地平控释片，为缓释或控释剂型。

（3）二氢吡啶类第三代：长血浆半衰期的氨氯地平、左旋氨氯地平及长组织半衰期的乐卡地平和拉西地平，为长效制剂。

（4）非二氢吡啶类：维拉帕米、地尔硫䓬。

🏵 315.常用的血管紧张素Ⅱ受体拮抗药有哪些？

（1）二苯四咪唑类：如氯沙坦、厄贝沙坦、替米沙坦、坎地沙坦、阿利沙坦等。其中替米沙坦具有较强的脂溶性和组织穿透性，与血管平滑肌AT1受体亲和力更高，对血管紧张素Ⅱ拮抗性更强，具有强效、长效（半衰期为24小时）、安全等特点。

（2）非二苯四咪唑类：如伊贝沙坦。

（3）非杂环类：如缬沙坦。

❖ 316.常用的血管紧张素转化酶抑制药有哪些？

（1）根据与血管紧张素转化酶分子表面锌原子相结合的活性基团分类：巯基（—SH）类（如卡托普利等）、羧基（—COOH）类（如依那普利、赖诺普利等）以及磷酸基（—POO—）类（如福辛普利）。其中，羧基类血管紧张素转化酶抑制药的组织亲和力较高，而巯基类和磷酸基类血管紧张素转化酶抑制药的组织亲和力相对较低。

（2）根据药物药代动力学分类：根据血管紧张素转化酶抑制药代谢途径的不同分为经肝与肾双途径排泄（如福辛普利、群多普利）和经肾单途径排泄（其他血管紧张素转化酶抑制药）。

（3）根据药物活性分类：根据血管紧张素转化酶抑制药的活性分为前体药物（如福辛普利、雷米普利等）和非前体药物（如卡托普利等），前体药物亲脂性相对更高，更易进入目标组织并转化为活性成分而起到更好的降压作用。

❖ 317.常用的β受体阻滞剂有哪些？

（1）非选择性β受体阻滞剂：代表药物为普萘洛尔。该类药物在临床已较少应用。

（2）选择性β₁受体阻滞剂：特异性阻断β₁肾上腺素受体。代表药物为比索洛尔、美托洛尔和阿替洛尔，是临床常用的β受体阻滞剂。

（3）有周围血管舒张功能的β受体阻滞剂：能通过阻断α₁受

体，产生周围血管舒张作用，此类药物具有β和α受体双重阻滞作用，常用的包括阿罗洛尔、卡维地洛、拉贝洛尔。

⚛ 318.常用的α受体阻滞剂有哪些？

（1）非选择性α受体阻滞剂包括酚苄明、酚妥拉明、妥拉唑林、吲哚拉明等，这类药物除用于嗜铬细胞瘤引起的高血压以外，一般不用于其他高血压。

（2）选择性α_1受体阻滞剂以哌唑嗪为代表，还包括特拉唑嗪、多沙唑嗪、布那唑嗪、曲马唑嗪及乌拉地尔。

第二节 降压药的应用

一、降压药适应证

⚛ 319.利尿药适用于哪些患者？

利尿药适用于大多数无禁忌证高血压患者的初始和维持治疗，尤其适合以下高血压患者。

（1）老年高血压：由于老年高血压患者对盐更敏感，且常表现为低肾素活性，因此利尿药更适合老年高血压患者。

（2）难治性高血压：难治性高血压患者液体容量负荷重，未应用利尿药或利尿药剂量不足是导致难治性高血压的原因之一，增加利尿药剂量是控制难治性高血压的主要手段。

（3）心力衰竭合并高血压：心力衰竭是高血压常见并发症，不论是急性心力衰竭还是慢性心力衰竭失代偿期患者均伴有水钠潴留，因而心力衰竭是利尿药强适应证。

（4）高盐摄入与盐敏感性高血压：我国居民平均食盐摄入量显

著高于国际卫生组织建议标准，且我国人群中盐敏感者更多，占15%～42%。盐敏感性高血压是高血压的一种特殊类型，属于难治性高血压。对于此类患者，利尿药可作为首选治疗药物。

（5）其他适用人群：低肾素型高血压及肥胖人群高血压患者应用利尿剂也可达到良好的降压效果。

320.钙通道阻滞药适用于哪些患者？

钙通道阻滞药降压疗效强，药效呈剂量依赖性，适用于轻、中、重度高血压。

二氢吡啶类优先适用的高血压人群有两类。

（1）容量性高血压患者：如老年高血压，尤其适用于生活中习惯高盐摄入和盐敏感性高血压患者。

（2）合并动脉粥样硬化的高血压患者：如高血压合并稳定型心绞痛、颈动脉粥样硬化、冠状动脉粥样硬化及高血压合并周围血管病患者。

非二氢吡啶类更适合于以下高血压患者。

（1）高血压合并心绞痛。

（2）高血压合并室上性心动过速。

（3）高血压合并颈动脉粥样硬化。

321.血管紧张素Ⅱ受体拮抗药适用于哪些患者？

血管紧张素Ⅱ受体拮抗药（ARB），适用于轻、中、重度高血压，它不仅具有降压作用，还有保护心血管和肾脏及改善糖代谢的作用，适用于以下高血压患者。

（1）高血压合并心功能不全、左心室肥厚。

（2）高血压合并心房颤动。

（3）高血压合并冠心病。

（4）高血压合并糖尿病肾病、蛋白尿。

（5）高血压合并代谢综合征。

（6）不能耐受 ACEI 的高血压。

✤ 322.血管紧张素转化酶抑制药适用于哪些患者?

血管紧张素转化酶抑制药适用于1、2、3级高血压。该药物除有降压作用外，还同时对心、肾有保护作用，适用于以下高血压患者。

（1）高血压合并心功能不全。

（2）高血压合并冠心病高危、心肌梗死病史。

（3）高血压合并无症状性动脉粥样硬化、周围动脉疾病。

（4）高血压合并代谢综合征。

（5）高血压合并糖尿病肾病、慢性肾衰竭、蛋白尿或微量白蛋白尿。

✤ 323.β受体阻滞剂适用于哪些患者?

β受体阻滞剂通过拮抗交感神经系统的过度激活、减慢心率、抑制过度的神经激素和RAAS的激活而发挥降压作用，同时还通过降低交感神经张力，预防儿茶酚胺的心脏毒性作用，保护心血管系统。适用于以下高血压患者。

（1）高血压合并快速性心律失常。

（2）高血压合并冠心病、慢性心力衰竭。

（3）高血压合并主动脉夹层。

（4）交感神经活性增高及高动力状态高血压。

✤ 324.α受体阻滞剂适用于哪些患者?

该药的最大优点是没有明显的代谢不良反应，适用于以下高血压患者。

（1）高血压合并糖尿病。

（2）高血压合并周围血管病。

（3）高血压合并哮喘。

（4）高血压合并高脂血症。

（5）α受体阻滞剂一般不作为高血压的一线降压药物，对于利尿药、CCB、ACEI、ARB等足量应用后仍不能满意控制血压的患者，可考虑联合应用α受体阻滞剂。

325. 哪些人群需要联合用药？

对单药治疗未达标者或2级以上高血压患者原则上可采用联合治疗方案；对老年患者起始即可采用小剂量2种药物联合治疗，或用固定复方制剂。

326. 常用的联合用药方案有哪些？

我国临床主要推荐应用的优化联合治疗方案如下。

（1）二氢吡啶类钙通道阻滞药＋血管紧张素Ⅱ受体拮抗药。

（2）二氢吡啶类钙通道阻滞药＋血管紧张素转化酶抑制药。

（3）血管紧张素Ⅱ受体拮抗药＋噻嗪类利尿药。

（4）血管紧张素转化酶抑制药＋噻嗪类利尿药。

（5）二氢吡啶类钙通道阻滞药＋噻嗪类利尿药。

（6）二氢吡啶类钙通道阻滞药＋β受体阻滞剂。

可以考虑使用的联合治疗方案如下。

（1）利尿药＋β受体阻滞剂。

（2）α受体阻滞剂＋β受体阻滞剂。

（3）二氢吡啶类钙通道阻滞药＋保钾利尿药。

（4）噻嗪类利尿药＋保钾利尿药。

多种药物合用方案如下。

（1）三药联合的方案：在上述各种两药联合方式中加上另一种降压药即构成三药联合方案，其中二氢吡啶类钙通道阻滞药＋血管紧张素转化酶剂抑制药（或血管紧张素Ⅱ受体拮抗药）＋噻嗪类利尿药组成的联合方案最为常用。

（2）四药联合的方案：主要适用于难治性高血压患者，可以在上述三药联合基础上加用第4种药物如β受体阻滞剂、醛固酮受体拮抗药、氨苯蝶啶、可乐定或α受体阻滞剂等。

二、降压药的副作用和禁忌证

✿ 327.利尿药有哪些副作用和禁忌证？

（1）利尿药与β受体阻滞剂联合应用可能增加糖尿病易感人群新发糖尿病风险，因此应尽量避免这两种药物联合使用。

（2）严重肾功能不全，特别是终末期肾病患者，应用噻嗪类利尿药治疗时降压效果差，此时可选用呋塞米等袢利尿药。

（3）长期大剂量应用利尿药单药治疗时需注意有无电解质紊乱、糖代谢异常、高尿酸血症、直立性低血压等不良反应，应定期复诊，单药治疗推荐使用中小剂量。

（4）痛风患者禁用噻嗪类利尿药。

（5）高血钾与肾衰竭患者禁用醛固酮受体拮抗药。

✿ 328.钙通道阻滞药有哪些副作用和禁忌证？

（1）钙通道阻滞药通过扩张血管发挥降压作用，应用短、中效会由于血压下降速度快，出现反射性交感激活、心率加快及心肌收缩力增强，使血流动力学波动并抵抗其降压作用，故应尽量使用长效制剂，以达到降压平稳，持久有效，同时长效制剂的不良反应小，患者耐受性好，依从性高。

（2）非二氢吡啶类钙通道阻滞药——维拉帕米与地尔硫草均有明显负性肌力作用，应避免用于左心室收缩功能不全的高血压患者。

（3）非二氢吡啶类钙通道阻滞药有明显负性传导作用，合并心脏房室传导功能障碍或病态窦房结综合征者慎用维拉帕米、地尔硫草。非二氢吡啶类钙通道阻滞药＋β受体阻滞剂可诱发或加重缓慢性心律失常和心功能不全。

◈ 329. 血管紧张素Ⅱ受体拮抗药有哪些副作用和禁忌证？

（1）服药中应监测血压，避免低血压。

（2）有极少数患者会出现咳嗽等不良反应，应及时就诊。

（3）慢性肾衰竭患者应在医师指导下使用，血肌酐水平≥265.2μmol/L者慎用。

（4）可致畸，禁用于妊娠高血压患者。

（5）高血钾或双侧肾动脉狭窄患者禁用；单侧肾动脉狭窄患者慎用或在医师指导下使用。

◈ 330. 血管紧张素转化酶抑制药有哪些副作用和禁忌证？

（1）出现干咳、低血压等不良反应，应及时就医。

（2）可引起喉头水肿、呼吸骤停等严重不良反应，一旦发生应立即就医。

（3）相对禁忌证：①血肌酐水平显著升高（＞265μmol/L）；②高钾血症（＞5.5mmol/L）；③有症状的低血压（＜90/60mmHg）；④有妊娠可能的女性；⑤左心室流出道梗阻患者，需要在医师指导下使用。

（4）妊娠期或备孕女性（可致畸）及双侧肾动脉狭窄者

禁用。

（5）禁止将血管紧张素转化酶抑制药与血管紧张素Ⅱ受体拮抗药联合使用。

🏵 331. β受体阻滞剂有哪些副作用和禁忌证？

（1）有脑卒中倾向及心率＜80次/分的老年人、肥胖者、糖代谢异常者、脑卒中患者、间歇性跛行者、严重慢性阻塞性肺疾病患者不适宜首选β受体阻滞剂。

（2）由于对β₁受体的阻断作用使心率下降，可以掩盖早期的低血糖症状（心悸），所以β受体阻滞剂长期以来不用于糖尿病患者。

（3）禁用于合并支气管哮喘、症状性低血压、心力衰竭、二度及以上房室传导阻滞及严重心动过缓的高血压患者。

🏵 332. α受体阻滞剂有哪些副作用和禁忌证？

（1）可能出现直立性低血压，可能导致晕厥，尤其老年、体弱患者，建议初始用药时于睡前服用。服药过程中需监测立位血压，预防直立性低血压发生。

（2）常见头痛、头晕、心悸，继续服药可以消失，还可以出现水肿、胸闷、便秘和腹泻、抑郁、紧张、视物模糊、肝酶升高等。

（3）常见恶心、呕吐、腹痛等胃肠道症状，所以高血压合并胃炎、溃疡病患者慎用。

（4）禁用于低血压、冠心病、慢性收缩性心力衰竭患者。

三、中药

见第七章。

第七章

高血压与中医中药

第一节　高血压的中医药学知识

一、中医对高血压的认识

❖ 333.高血压属于中医的什么范畴，表现为哪些症状？

中医并没有"高血压"这个名词，根据高血压的症状表现，结合中医病名，高血压属于中医的"肝阳""肝风""中风""眩晕""头痛"等范畴。

高血压患者常见的症状有头晕、头痛、头胀、失眠、眩晕、耳鸣、心悸、胸痛、乏力、麻木、注意力不集中、容易发脾气等症状。各种症状或不同的症状组合反映不同的病因，应在辨证分型后再合理用药。

❖ 334.中医认为高血压是如何形成的？

中医认为高血压与情志失调、饮食不节、久病过劳、年老体虚等因素有关。与肝、脾、肾三脏关系密切。病机主要与肝阳上亢、心火上炎、阴虚火旺、痰饮内停、瘀血阻滞、肾阴亏虚等相关，产生肝火、痰饮、瘀血等病理产物，逐渐出现肝肾阴阳失调、阴虚阳亢、肝肾阴虚，甚至是阴阳两虚。

335.中医将高血压分为几种证型，治疗原则及用药分别是什么？

中医一般把高血压分为五型。分别为肝阳上亢型、痰浊中阻型、瘀血阻窍型、肝肾阴虚型、气虚血瘀型。中医根据患者的四诊情况辨证用药，一般选用清热平肝、宁心安神、滋补肝肾、活血化瘀、育阴潜阳等药物治疗。肝阳上亢型治疗原则为平肝潜阳，佐以清肝，常用天麻钩藤饮加减；痰浊中阻型治疗原则为燥湿化痰、健脾和胃，常用半夏白术天麻汤加减；瘀血阻窍型治疗原则为活血化瘀，常用通窍活血汤合血府逐瘀汤加减；肝肾阴虚型治疗原则为滋补肝肾，常用左归丸合地黄丸加减；气虚血瘀型治疗原则为益气活血，常用补阳还伍汤加减。

336.中医中药治疗高血压的优势有哪些？

（1）中药降压作用缓和，稳定血压效果较好，尤其适用于早期、轻度高血压患者。

（2）非药物治疗手段降压有效，针刺、推拿、理疗有降低中枢神经系统兴奋等作用，有明显的降压作用。

（3）症状改善明显，中医以辨证论治为基础，强调整体观念、辨证治疗，对症状改善比较理想。

（4）有效保护靶器官，中医药对受损器官的逆转及并发症的防治有明显作用。

（5）与西药合用可以减轻西药的毒、副作用。中药、西药合理联用，不但可以增强治疗疗效，还能减轻或消除药物的副作用，达到"减副增效"的目的。

二、中药降压法

 337. 哪些中药可以降压？

高血压的治疗用药常以西药居多，事实上有许多中药经现代医学研究证实同样具有降低血压的作用，例如石决明、丹参、泽泻、杜仲、钩藤、玉米须、黄连、葛根、野菊花、黄芪、夏枯草等。

临床上中医多用中药改善高血压引起的症状进而降低血压。高血压患者出现头晕、头痛、耳鸣症状时使用天麻、钩藤、石决明以镇静降压；伴有口干、口苦、心烦急躁时使用龙胆草、黄芩、薄荷以清火降压；出现腰膝酸沉、下肢痿软无力时使用杜仲、牛膝、熟地黄以补肾降压；伴双目干涩、视物模糊可使用菊花、决明子、枸杞子清肝降压；罗布麻、玉米须具有利尿降压的作用，适合高血压伴有水肿的患者；按照中医"久病入络"的理论，对于病程较长的患者，可依据患者自身的情况加用活血化瘀类中药，如赤芍、三七、水蛭等。

338. 治疗高血压的经验方有哪些？

按照中医辨证论治的原则，高血压通常以肝阳上亢型，痰火上扰型，阴虚内热型多见，下面介绍几款经验方。

（1）潜阳息风方：由天麻、钩藤、决明子、野菊花、罗布麻、珍珠母、石决明、牛膝等药物组成，主要用于头晕目眩、头胀头痛、面赤耳鸣、舌质红、苔薄黄，脉弦数的高血压患者，证属肝阳上亢。

（2）清火化痰方：由清半夏、胆南星、黄芩、夏枯草、炒僵蚕、天麻、牡蛎等药物组成，主要用于头晕胸闷、咳吐黏痰、口苦心烦，舌尖红、苔黄腻，脉弦滑的高血压患者，证属痰火上扰。

（3）滋柔肝肾方：由生地黄、枸杞子、女贞子、制何首乌、石决明、炙龟甲、白蒺藜等药物组成，主要用于头晕、头痛、眼干耳鸣、手足心热、腰酸腿软，舌质红、苔少或光红无苔，脉细数的高血压患者，证属阴虚内热。需要提醒大家的是，一定要在专业医师的指导下用药，方可达到理想的治疗效果。

❖ 339.选择中成药治疗高血压需要注意什么？

高血压的治疗是一个长期而艰巨的过程，不仅需要患者自行监测血压，详细了解血压的动态变化，而且需要在医师的指导下规范服药。目前临床上也有很多中成药可以选择，例如龙胆泻肝丸具有清肝火、泻湿热的作用，多适用于年龄较轻，病程较短的高血压患者；牛黄降压丸具有清心化痰、平肝安神的功效，降压效果较龙胆泻肝丸略胜一筹；松龄血脉康胶囊在有效降压的同时能够明显改善患者的睡眠状态，并具有降低血脂的作用，高血压患者可依据病情选择服用。中成药以其经济有效，服用方便被许多患者所接受，需要注意的是大家不要被广告误导，切记不要自己盲目服药，在选择正规厂家药物的同时还要定期监测肝、肾功能，在有效降压的同时避免不良反应的发生。

三、辨证施膳降压法

❖ 340.什么是药膳，高血压患者可以食用药膳吗？

药膳是根据中医传统用药理论，将食物和药物经过烹调加工制成的一种具有药用价值的食品。药膳寓医于食，既不同于一般的中药制剂，又有别于普通的饮食，是兼有药物功效和食品美味的特殊膳食。所以，中药与食物搭配，既可以充分发挥中药的效能，又可将良药苦口变成良药可口，从而满足人们"厌于药、喜于食"的天性，在享受美食中战胜疾病、健体强身。

高血压患者可以根据自己的不同病情需求选择适合的药膳，以达到调养脾胃的功效，从而使气血生化有源，辅助改善血压、预防高血压。

❖ 341. 哪些药膳可以辅助降压？

（1）山楂合欢粥：生山楂20g，新鲜合欢花30g，粳米100g，适量白糖。将山楂、合欢花水煎取汁，放入洗净的粳米煮粥，加适量白糖调味。山楂活血化瘀，合欢花解郁安神，可用于气滞血瘀伴高脂血症的患者。

（2）洋葱红枣汤：洋葱半个，红枣8颗，阿胶12g。洋葱切片与红枣同煮30分钟后放入阿胶粉调匀食用。洋葱可降压降脂、提神醒脑，红枣可健脾补气，阿胶可养血润燥，适用于高血压伴有头晕眼花、面色苍白、乏力多梦的患者。

（3）天麻蒸乳鸽：天麻15g，乳鸽1只，绍酒20g，鸡汤500ml，葱、姜、盐、酱油等调味。把天麻用淘米水浸泡2小时、切片，酱油、绍酒、盐腌渍乳鸽，然后将乳鸽、天麻、葱姜、鸡汤一起蒸，约1小时即熟，吃完乳鸽后喝天麻汤。本品平肝息风、定惊潜阳，可用于高血压肝阳上亢者。

❖ 342. 什么是中药代茶饮？

中药代茶饮，是中草药与茶叶配用，或以中草药（单味或复方）代茶冲泡、煎煮，然后像茶一样饮用。中药代茶饮也需辨证或辨证与辨病相结合，依据患者自身情况组方，是调理身体、强身益寿的特殊剂型。

高血压患者适当饮用代茶饮，可起到平稳血压、预防并发症的作用。不过，中药的降压作用比较缓慢，对于轻中型的原发性高血压可以起到控制作用，但对于过高的血压、继发性高血压，首先应该用西药将血压控制平稳，再辅助饮用降压茶饮。另外，高血压患者在服用代茶饮的时候一定要选择适合自己的茶饮组方，同时不间断监测血压，根据血压情况及时调整。

 ## 343.哪些中药茶饮可以辅助降压？

（1）菊槐茶：菊花10g，槐花10g，绿茶3g，三味共放茶杯内，开水冲服，加盖浸泡10分钟即可。具有平肝祛风，清火降压的功效，适用于早期高血压头痛、目赤肿痛、眼底出血、鼻出血的患者。

（2）决明罗布麻茶：决明子12g，罗布麻10g，两味共放茶杯内，开水冲服，频饮。具有清热平肝的功效，适用于高血压伴头晕目眩，烦躁不安的患者。

（3）桑寄生茶：桑寄生10g，黄精10g，山药10g，夏枯草10g，水煎代茶饮，可以补肝肾、强筋骨，降压，利尿，适用于高血压伴腰膝酸软、下肢乏力、小便不利、小便无力的患者。

（4）三参通脉茶：丹参、玄参、党参、黄芪、茯苓、白术、桂枝各等份，用上药共研粗末，每日用20～40g，沸水冲泡，代茶频饮。具有生血养肝，渗湿健脾，软化血管，降血压作用，适用于高血压伴气虚、乏力、食欲不佳、形体肥胖、舌紫暗的患者。

 ## 344.高血压患者可以服用药酒吗，有哪些注意事项？

中医认为"酒为百药之长"，药酒是中医的养生方式之一，是将中药浸泡在酒中，通过酒的发散辛通作用使药材更好地发挥疗效，每天适量喝一些药酒，能够促进血液循环，加速新陈代谢，还有调和气血、贯通经络、祛湿散风等功效。

　　药酒虽然有诸多益处，但高血压患者服用药酒时还是应该谨慎。第一，药酒的配制需要有一定的中医药理论知识；第二，配方泡制不可随意，中草药讲究"君臣佐使"和配伍禁忌，很多种中草药泡在酒里，可能会相互抵消药物有效成分，或导致毒性倍增；第三，药酒不可当酒喝，因酒精一方面会增加高血压并发症风险，另一方面还会影响降压药物的功效；第四，药酒不可替代降压药，服用药酒的同时还应该坚持规律服用降压药，如发现服用药酒后血压有明显波动，则应立即停用药酒。

四、高血压的中医养生法

🔷 345.高血压患者的衣着应注意什么？

　　高血压患者的衣着除了顺应四季变化，还要讲究"三松"。

　　（1）衣领宜松：高血压患者尽量不要打领带，如果必须要系领带，也要尽量宽松。内衣、衬衫的领子太紧容易压迫到颈静脉，可能导致大脑缺氧，容易出现意外。

　　（2）裤带宜松：高血压患者平时尽量少穿系皮带的裤子，可以多穿松紧裤带或抽带式裤带的裤子。裤带太紧会使得腹压增加，让腰部以下的部位血液流动变慢，容易形成血栓。

　　（3）穿鞋宜松：高血压患者的鞋子要以宽松、舒适为主，多穿布鞋。鞋子太小、太紧会影响足部的血液流动，造成血压升高。无论是鞋子、衣领，甚至是手表的表带，都不宜过紧。

🔷 346.高血压患者如何选择"五谷"？

　　五谷杂粮是人类饮食中不可缺少的食物，是饮食的基础、健康的基石。我们每天都在与五谷杂粮打交道，不仅为了果腹，还需要吸收其中的营养来维持身体运作，更重要的是，吃对五谷可以对五脏起到养生保健的功效。"五谷为养"，五色五味，搭配丰富，随季节变化多种多样，五谷杂粮中所蕴含的丰富营养有预防疾病、保持健康的功效。其中所含的不饱和脂肪酸可软化血管内的胆固醇、降低血压，减少心血管方面的疾病。高血压患者可以常吃的五谷杂粮主要有稻米、小米、小麦、荞麦、燕麦、玉米、糙米、高粱、黑豆、黄豆、红薯、马铃薯等。高血压患者在服用药物治疗的同时，可食用这些能降血压的五谷杂粮，配合低盐、低脂、低糖饮食，控制体重达标，在日常生活中进行保健，才是真正的养生之道。

347.高血压患者如何选择蔬菜?

高血压患者应合理膳食，重点是限制食盐的用量、限制总热量和均衡营养。其中均衡营养，应适当摄入蛋白质、钾、钙和纤维素。蔬菜就是一种很好的选择。蔬菜中含有人体所必需的物质，如无机盐、微量元素、维生素、纤维素、糖类等，这些物质具有抗氧化、降低胆固醇、预防动脉粥样硬化、增强新陈代谢、清除体内自由基等作用，对高血压、冠心病、脑血管疾病等的防治都有重要价值。

推荐适合高血压患者常吃的蔬菜有西红柿、白菜、芹菜、苜蓿、芦笋、香菇、木耳、姜、蒜等。高血压患者应多吃蔬菜，但也不主张完全素食。因为纯素食会导致人体一些必需氨基酸、维生素和微量元素的缺乏，对健康不利。

348.高血压患者的起居养生有哪些?

作息有规律是稳定血压的良好生活习惯。高血压患者生活要有规律，每天按时睡觉、按时起床，制订生活时间表。起居有常包括起有常和居有常。

起有常包括以下方面。

（1）醒起有常，入睡有常：良好睡眠是最好的养生方法。

（2）三餐有常："早吃好，午吃饱、晚吃少"。

（3）排便有常：保持二便通畅，忌大便用力及长时间蹲厕，以免血压急骤升高而致脑卒中等。

（4）劳作有常：工作与休息要做到劳逸有度，避免久行、久立、久坐及久卧。

居有常包括居处要安全、安静干净、温馨舒适、采光良好、方便劳作。

❀ 349.高血压患者如何保持充足的睡眠？

高血压患者往往容易出现睡眠问题，主要表现为入睡困难，睡眠浅易觉醒，睡眠持续时间短等。失眠容易导致高血压或加重高血压病情。较之血压正常者，高血压患者更容易发生失眠。对于高血压患者，如果睡眠质量可以得到改善，那么对血压的控制也会产生积极的作用。改善睡眠需要注意以下几点。

（1）下午3时以后，少喝咖啡、浓茶、奶茶等含咖啡因的刺激性饮料。

（2）睡前2小时避免高强度活动或学习。

（3）规律作息，让睡眠和昼夜节律同步，保证充足的睡眠，白天如果有午睡习惯，也最好不要超过30分钟。

（4）睡前洗个澡，进入睡眠前1～2小时冲个热水澡，可冲走一天的疲倦。

❀ 350.高血压患者如何平稳度过夏天？

在夏季，因为气候炎热，血管扩张，加之出汗较多，血压容易出现波动。对于高血压患者来说，夏季往往是高血压病情加重或并发症高发的季节，因此高血压患者平稳度夏要注意以下几点。

（1）勤测血压：每3～5天测一次血压，如血压波动明显可缩短监测时间并在医师的指导下科学调整用药。

（2）合理补水：炎热的天气使人体水分排出量增加，应重视水分的补充，"少量多饮"。

（3）注意降温避暑：夏季血压波动主要是因为炎热造成的，所以高血压患者的主要对策就是避暑降温。

（4）合理运动：建议患者选择节奏较慢、强度较低的全身运动，如太极拳、慢骑自行车等。

（5）保持良好的生活习惯：早晨缓慢起床，适当晨练，饮食清淡低盐等。

❖ 351.高血压患者如何平稳度过冬天？

冬季气温较低，使血管收缩，同时人们喜欢在冬季进补，习惯吃脂肪含量高的食物和腌制品，而且运动减少，因此会引起血压升高。高血压患者在冬天要更好地控制血压，需要注意以下几点。

（1）及时调整用药：应在医师的指导下及时调整降压药物。

（2）注意保暖：冬季气温下降，昼夜温差大，容易加重血管收缩，导致血压升高。因此，冬季保暖对高血压患者尤为重要。

（3）增加运动频率：体育运动可以促进血管舒张，增加血流量，减少心血管疾病发生的风险。

（4）保持情绪稳定：精神过于兴奋或紧张均会导致血压升高，所以在冬季要避免情绪有大的波动，同时保持良好的睡眠。

（5）合理饮食：冬季应避免"高盐、高脂、高热量"等重口味食物，应做到"三多三少"，多钾、多钙、多优质蛋白质、少钠、少糖、少脂肪。

🏵 352.适合高血压患者的传统养生运动有哪些?

长期规律的运动对高血压的预防以及对血压的控制都有好处。降血压的运动主要以有氧运动结合动态抗阻运动为主。适合高血压患者的传统运动方式有太极拳、八段锦、五禽戏等强度较低的运动。以上这些传统运动,以养精、练气、调神为运动的基本要点,动作柔和,肌肉放松、精神放松,动静结合,对身心都可以起到锻炼作用。太极拳、八段锦对各种程度的高血压患者都很合适,但是需要循序渐进、持之以恒。此外,高血压患者应注意运动时间,最佳运动时间是晚饭后1～2小时,这个时间段血压比较稳定。

五、情志调节降压法

🏵 353.情绪与高血压有关系吗?

中国古人认为,"饮食劳倦,七情内伤"是导致疾病的内部因素。七情内伤,就是指不良情绪对人体正常生理环境的破坏,是人生病的重要诱因。《素问·阴阳应象大论》中谈道:"怒伤肝,喜伤心,思伤脾,忧伤肺,恐伤肾。"张介宾在《类经·疾病类》中谈道:"气之在人,和则为正气,不和则为邪气。凡表里虚实,逆顺缓急,无不因气而至,故百病皆生于气。"

这些论述说明了情绪对于气血运转的影响,更指明了不同情绪所导致的气机失调对于脏器的伤害。从现代医学角度来讲,当人出现过分的焦虑、紧张、愤怒、恐惧、激动、抑郁等不良情绪时,就会波及神经内分泌系统,进而影响到神经递质和激素的正常水平,而这些神经递质和激素中很多都有收缩血管、增加心率的作用,从而使血压升高,诱发高血压的产生。

✿ 354.为什么说爱生气的人更容易患高血压？

在中医经典著作《黄帝内经》里有这样的记载："余知百病生于气也，怒则气上，喜则气缓，悲则气消，恐则气下……思则气结。"这就是不良情绪与体内气机变化的对应联系。很多人在生气的时候，都会感觉自己"脸红脖子粗"，这就是气血聚于上部的表现。"怒则气上"，爱生气的人多肝火较旺，大怒之后，肝阳上亢，气就载着血液往上走，血压就会升高。

✿ 355.良好的情绪会对血压产生哪些影响？

良好的情绪堪比良药，能帮助维持血压稳定。《寿世青编》有言："药之所治只有一半，其一半则全不系药方，唯在心药也。"也就是说，身体的疾病药物只能起到一部分治疗作用，更重要的是精神状态，良好的心态可以帮助疾病的恢复。孔子讲"仁者寿，大德必有其寿"。有仁爱之心的人，乐善好施、与人为善，不会因为琐事而纠结，更容易调节好自己的情绪。所以，他们肝气条达、气血通畅，自然血压稳定。另外，放松精神也是维持血压正常的重要因素之一，"乐而忘忧，喜则气和"，乐观的心态能够调节精神，将不利于身体健康的负面精神因素摒弃，进而和畅气血、调达精神，血压自然更平稳。

✿ 356.听音乐能降低血压吗？

在进行音乐欣赏时，人们很容易沉浸到作品中去，完全忘记了自身疾病，可以使紧张、焦虑的心情得以缓解和松弛。音乐具有很强的精神感染作用，不同的旋律、节奏，以及乐曲不同的力度，对人的情感产生的影响是不同的。中医学里有关于音乐可以对人的情绪、性格、意志和行为等产生影响，运用音乐来治疗疾病的论述。《黄帝内经》中就记述了针对不同疾病，运用宫、商、角、徵、羽等不同调式的音乐进行对症配乐治疗疾病的经验，亦有"以戏代药"和"对症下乐"的说法。因此，"对症配乐"可起到降低血压的作用。

六、治疗高血压的常用中医外治法

❖ 357.针刺疗法可以降低血压吗？

针刺疗法是利用不同长短和形状的针具，通过不同手法刺激人体某一腧穴，调理脏腑气血而治疗疾病的方法。血压升高可导致头痛、头晕、眼干、目痛等症状，针刺疗法对改善这些不适症状效果明显，并有一定的降压作用。对于长期服用多种降压药，血压保持平稳的高血压患者，并不能仅靠针刺维持日常血压的稳定。临床上治疗高血压的腧穴主要有人迎穴、涌泉穴等，如头痛头晕者加风池穴、头维穴、印堂穴、太阳穴，目涩目痛者加阳白穴、攒竹穴等。具体须由专业中医师针对不同患者辨证选穴，进行治疗。

❖ 358.耳穴贴压法可以降低血压吗？

耳穴贴压法是通过采用王不留行籽等丸状物或揿针等贴压于耳郭上的穴位或反应点，以促进机体阴阳平衡，从而治疗疾病的方法。

本法作为高血压患者的辅助治疗，具有简便、安全等优点，不会影响正常的工作及生活，适用于中、低危高血压患者。临床常用腧穴有降压沟、内分泌、耳迷根、神门、皮质下等，如证属肝阳上亢者加交感穴，肝肾阴虚者加肝穴、肾穴，夹痰者加脾穴。通过刺激这些腧穴可以起到调和气血的作用。具体选穴需由专业的中医师通过望、闻、问、切辨证选取。

359.穴位贴敷可以降低血压吗？

穴位贴敷是将中药制成贴剂固定于相应腧穴的一种疗法，可对穴位产生持续的刺激，以达到舒筋通络、平衡阴阳的作用。本法对各期高血压患者均有不同程度的降压效果。常用的贴敷穴位有涌泉穴、神阙穴等。可取吴茱萸2g，研成细末，取适量白醋调成糊状，夜间敷于两足心或肚脐处，敷药面积如1分硬币大小，胶布固定，第2天晨起除去。每天1次，连用1个月为1个疗程，一般3个疗程可显效。

360.埋线疗法可以降低血压吗？

埋线疗法是在针灸理论指导下，将医用可吸收线埋入相应腧穴，形成一种持久、良性的"长效针感效应"，长期发挥疏通经络的作用，从而达到治疗疾病的目的，但瘢痕体质及血液病患者不适用于本法。

临床常选用血压点穴、心俞穴等腧穴进行埋线辅助治疗高血压，如证属痰湿壅盛者加脾俞穴、丰隆穴、中脘穴、足三里穴等穴，肝阳上亢者加肝俞穴，肝肾亏虚者加肝俞穴、肾俞穴，瘀血阻络者加血海穴、膈俞穴。埋线后需在对应位置贴创可贴，防止出血及感染，48小时后揭掉创可贴，1个月埋线1次，本法须由专业医师操作。

虽然埋线疗法具有一定的降压作用，但是就目前的研究来看，埋线疗法只能起到辅助作用，所以不能作为降低血压的单纯或者唯一的治疗方式，需合理搭配药物控制血压。

361.刺络放血疗法可以降低血压吗？

刺络放血疗法是中医传统的治疗手段之一，主要是使用三棱针等针具刺破体表小静脉、腧穴或病灶阳性反应点，放出适量血液的一种外治法。此法具有消肿止痛、调和气血、泻热解毒、活血通络等功效，临床常选用耳尖和印堂穴放血辅助降压。放血疗法适用于血压高伴有易怒、头晕、头胀痛或有昏沉感、口干、口苦、眼胀、舌苔厚腻或苔黄等实证患者。放血前可先用75%乙醇棉球消毒需放血的部位，用三棱针迅速刺入，使血液流出，同时可辅助挤出血液。有血液系统疾病、有凝血功能障碍的患者禁止采用放血疗法，有严重基础疾病的患者慎用放血疗法。

❖ 362.足浴疗法可以降低血压吗？

中药足浴属于"足疗"范畴，对于血压的控制有显著的辅助功效。《灵枢》曰："夫十二经脉者，内属于脏腑，外络于肢节。"足部也是足三阴经与足三阳经交汇的地方，所以中药足浴可通过对足部进行刺激以及药物透过皮肤吸收入体内治疗身体疾病。以下泡脚方可供高血压患者选用。

（1）川芎、怀牛膝、钩藤、夏枯草、菊花、罗布麻叶、天麻、吴茱萸。主要用于易怒、头晕、舌红苔黄的肝阳上亢型患者。

（2）半夏、生白术、茯苓、竹茹、枳实、石菖蒲，主要用于高血压伴有头重、胸闷、脘腹痞满，苔腻等痰湿中阻型患者。泡脚温度以38～43℃为宜，每次泡脚时间20～30分钟。需要注意的是，过饱或者过饥状态下或有严重心脏病患者不宜泡脚，对于合并糖尿病的患者，一定要注意水温不宜过高。

❖ 363.高血压患者如何选用药枕辅助降压？

药枕疗法在我国有悠久的历史，著名医学家孙思邈《千金要方》载："治头项不得四顾方，蒸好大豆一斗，令变色，内囊中枕之。"药枕通过刺激中药的气味渗透，使药物直接进入经络使气血运行，改善脏腑功能，促进人体内部生理功能趋于正常。药枕疗法治疗平稳，根据辨证可选用以下处方。

（1）肝阳上亢型：可选用桑叶、夏枯草、钩藤、菊花、石决明。

（2）痰浊中阻型：可选用茯苓、苍术、白芷、磁石、冰片。

（3）肝肾阴虚型：可选用吴茱萸、刺蒺藜、夏枯草、茺蔚子。

（4）气虚血瘀型：可选用吴茱萸、桃仁、夏枯草、川牛膝、丹参、桑枝。

以上处方共研粗末装入透气性好的薄棉布袋，外用棉布枕套做成药枕让患者枕用（每天不少于6小时），3个月为1个疗程，45天更换药物1次。

364.刮痧可以降低血压吗？

刮痧可刺激皮肤，使毛细血管扩张，增强皮肤微循环，调整组织器官的生理功能，通过血管外压力将血液中的有害物质排出体外，降低血液黏滞度，使血压下降。刮痧操作时力量均匀，至局部出现紫红、紫色瘀点为度（头部除外），对于一些不出痧或出痧少的患者，不强求出痧。刮痧疗法常用于肝阳上亢、痰浊中阻、瘀血蒙窍等属实证的患者，常见症状有头晕、头痛伴双眼胀痛、舌红、苔厚腻或苔黄等，常用的刮痧部位如下。

（1）伴有头痛、头部昏沉感等可取脊柱，即督脉、额部两太阳穴、背部沿两侧膀胱经进行刮痧。

（2）伴有后枕部僵硬不适，可选取颈椎两侧，进行直线刮痧。

（3）伴有胃肠不适、便秘等症状，可选取上肢背部及曲池穴，进行刮痧或擦痧，以局部出现充血斑点或斑块为度。

由于刮痧疗法刺激量大，对于老年人、伴有严重心、肾疾病的患者慎用。

365.推拿按摩可以降低血压吗？

高血压是以体循环动脉压升高为主要表现的一种病症，可累及心、脑、肾等靶器官，主要有眩晕、耳鸣、头痛等临床表现。中医推拿治疗简单、直观、便于操作，不受时间、地点和条件的限制，治疗高血压具有无创伤、无痛苦、无副作用的特点。推拿按摩可放松肌肉，舒缓情绪，使肌肉的血液灌注量增加，从而影响循环血量，可调节机体气血阴阳的平衡，起到平肝潜阳、理气活血，通经活络，紧急降压，防止心脑血管意外等作用。因此，坚持进行穴位按摩可有效预防和治疗高血压。

366.推拿按摩治疗高血压的原理是什么？

推拿按摩属于物理疗法，常规的推拿按摩治疗作用于人体体表的特定部位，可以使经脉气血畅通，阴阳归于平衡，精神和肌肉得到松弛。现代医学发现推拿按摩治疗可以调节神经系统的功能，改善局部血液循环，提高人体抵抗疾病的能力，从而使血压下降，生活质量得到改善。

367.推拿按摩治疗高血压的常用腧穴有哪些？

（1）太冲穴：如果按上去感觉较痛，说明患者肝经气盛，容易生气，因此该穴适用于肝阳上亢型高血压患者。

（2）太溪穴：高血压患者大多病位在肝、肾两脏，太溪穴是肾经的主要腧穴，也能够帮助调理肝脏，保持血压平稳。

（3）曲池穴：具有疏风通络，清热祛火之效，此穴用来扑灭火气，降压效果最好。

（4）内关穴：属心包经，可以调节血管的收缩和舒张，不仅能调整血压，也是心脑血管第一保健穴。

（5）足三里穴：具有生发胃气、燥化脾湿的功效，配合曲池穴按摩具有平肝降逆、调节血压的功效。

临床上也可以根据辨证分型选取相应腧穴进行治疗，如肝阳上亢型按揉太冲、太溪、悬颅等腧穴；痰湿内阻型反复推、点、揉、按解溪穴、印堂穴、犊鼻穴、丰隆穴、百会穴，用摩法揉按中脘穴等腧穴；肾阴不足型摩揉肾俞穴至有热感，按揉神门穴及内关穴等腧穴。

❖ 368.推拿按摩治疗高血压应该注意些什么？

（1）按从上到下的顺序操作完毕后，全身放松，静坐3～5分钟后再进行日常活动。

（2）头面部穴位按摩时，力量不宜太大。

（3）对于腹部及四肢部穴位，如果手部力量不足的话，可以用筷子或者棉签代替，以有轻度酸麻胀痛为宜。

（4）推拿后若症状无缓解，请到医院就诊。

第二节　高血压常见并发症的中医治疗

一、高血压脑血管病变

❖ 369.中医如何认识高血压脑血管病变？

高血压脑血管病变是在高血压基础上，加之饮食不节制、情志失调、内伤劳倦、年老等诱发，以突发半身不遂、口眼㖞斜、语言不利，甚至昏厥暴仆、不省人事为表现，中医称为"中风""偏枯"。病变性质属本虚标实，阴阳平衡失调，阴虚而致肝阳上亢，火盛化风，气血上逆，痰湿阻窍而成。对高血压脑血管病的治疗原则是"急则治其标，缓者治其本"，急性期以祛邪为主，常用平肝息风、清热化痰、活血通络、开窍醒神等法，而在恢复期及其后遗症期，则以益气活血扶正为主。

370.中药如何治疗高血压脑血管病变？

中药具有多靶点、副作用少、个体化治疗等特点，对治疗高血压脑血管病变有一定优势。中医辨证论治，讲究一人一方，"同病异治"，虽然疾病表现相同，但伴随症状不同、个人体质差异、气血阴阳偏盛不同，气滞、血瘀、痰浊等侧重不同，用药用方是不同的。如头痛头晕、口苦、性格急躁，需平肝潜阳，选用天麻、菊花、珍珠母等；头晕伴身体困重、痰多、头蒙、舌苔厚腻等，需化痰降浊，选用石菖蒲、瓜蒌、胆南星等；头痛头晕伴固定点刺痛、舌紫暗为主，需活血行气，选用桃仁、红花、当归、丹参等；同时根据正气衰少情况，可辅助补益类。对于昏迷的脑血管患者，中药麝香、冰片、苏合香等又可开窍醒神，具有促醒的功效。

371.中医如何预防高血压脑血管病的发生？

中医预防高血压脑血管病主要分为内治法和外治法。内治法主要是通过服用中药或者中成药或者食疗药膳，通过对身体进行辨证调理而控制血压、血脂、血糖、血黏稠度等危险因素，避免或减少脑血管发生次数。外治法可分为药物外治法和非药物外治法。药物外治法，如中药足浴、中药药枕、中药熏蒸等，通过配伍可起到补益肝肾、疏风散寒除湿、活血通络等不同作用。选用钩藤、桑叶、桑寄生、丹参、菊花、牛膝各等量，煎煮取液，先熏脚后温洗双足，可起到平肝潜阳降压的作用。选用决明子、石菖蒲、夏枯草、夜交藤、酸枣仁、合欢花、远志、朱砂等共研粗末，装于布袋内，当睡枕用，可改善高血压引起的头晕、失眠等症状。非药物外治法主要有针灸、拔罐、刮痧、耳穴、推拿按摩、导引等，可增强机体扶正祛邪的能力。

372.治疗高血压脑血管病的常用中成药有哪些?

高血压脑血管病变患者临床常见头晕、头痛、半身不遂、言语不利、记忆力减退、乏力等，针对不同的症状需要辨证选用相应的中成药。

（1）头晕伴有头蒙、咳嗽痰多、食欲差等症状，为痰湿内阻，可用半夏白术天麻丸治疗。

（2）头痛伴舌紫暗、舌下静脉曲张明显的患者，为瘀血内阻，可用血塞通胶囊、灯盏花素、脉血康胶囊等治疗。

（3）头痛、头胀、急躁易怒、眼睛干涩红肿等症状，为肝阳上亢，可用龙胆泻肝丸、松龄血脉康胶囊等治疗。

（4）脑血管病半身不遂、肢体麻木、口眼歪斜、言语不利的患者，可选用具有益气活血、化瘀通络功效的脑心通胶囊或通心络胶囊。

（5）脑血管患者肢体麻木、乏力、气短、自汗等，为正气亏虚，可用八珍丸、补中益气丸等补益气血治疗。

373.三七适合所有高血压脑血管病变患者吗?

三七具有内服活血化瘀、外用散瘀止痛的功效，对于高血压脑血管病变的预防和治疗都有一定的作用。但不是每个人都可以服用，尤其是对于急性脑出血的患者，要避免使用，以防出现出血量增大等不良后果。另外三七也不适合虚寒体质的人。而对于血瘀体质、"三高"人群，三七单独服用或和其他中药配伍服用都能起到活血化瘀、软化血管、改善动脉粥样硬化等功效。三七服用宜小量、长期坚持。

374.哪些中医外治法可以治疗高血压脑血管病变?

高血压脑血管病中医外治法有很多种,主要包括中药浴足、中药药枕、针灸、穴位贴敷、穴位埋线、耳穴贴压、耳尖放血、刮痧、推拿按摩、康复等,以上这些中医外治疗法可以作为辅助治疗,能起到事半功倍的作用。

耳穴压豆具有祛风清热、清脑明目、镇痛降压、平肝潜阳等作用。头晕可选用交感、神门、肝、肾、降压沟等耳穴位置,每日按压耳穴2 ~ 3次,7天为1个疗程;中风后遗症可以选皮质下、缘中、肝、心、神门等。

针灸可以开窍醒神、行气通络、刺激肢体运动。如有头晕头痛、口苦、失眠等症状,可以针刺四神聪穴、风池穴、风府穴、大椎穴、内关穴、曲池穴、足临泣穴等清肝泻火;半身不遂、口眼歪斜、肢体麻木、言语不利,可以针刺合谷穴、曲池穴、外关穴、环跳穴、足三里穴、金津穴、玉液穴、颊车穴、地仓穴、印堂穴等。

中风后遗症引起的肌肉紧张,可以局部推拿按摩,配合手指点穴,可以缓解肌肉痉挛。

中风后遗症遗留的肌肉萎缩、吞咽困难、肢体活动不利,还可以配合中医康复训练刺激肌肉神经,尽早恢复肢体活动。

值得注意的是,应用中医外治法时应在中医师辨证指导下进行,并配合西药治疗,同时注意平衡膳食、调节情志、改变生活方式、适当进行户外运动等。

二、高血压心血管病变

◈ 375.中医如何认识高血压心血管病变？

高血压心血管病变指因长期血压增高致使心脏负荷增加、心肌逐渐肥厚，甚至造成心力衰竭。主要表现为胸闷气短、心慌、呼吸困难、体力活动下降、下肢水肿等。高血压心血管病变可归属于中医"心悸""胸痹""水肿"等疾病范畴。心气、血、阴阳的亏虚或寒凝、气滞、血瘀、痰浊等实邪均可痹阻胸阳、阻滞心脉。病位在心，与肝、脾、肾相关。如心血亏虚、心脉痹阻则发胸闷、心悸；心肾阳虚、运化水湿功能失常则水肿、胸痹。

◈ 376.中医如何治疗高血压心血管病变？

中医对高血压心血管疾病有诸多研究，讲求"从整体出发"，强调人体的"正气"，"正气存内、邪不可干"。通过望闻问切，辨证时注重疾病的轻重缓急，以经典论著作为指导，着重调节疾病累及相关脏腑的气血功能，纠正病因导致的盛衰异常。

（1）胸闷气短、心悸者，可在中医师指导下服用对症的中药、中成药、茶饮，常用的有丹参、西洋参、桃仁、红花、甘松、枸杞子、黄芪等。

（2）喘憋、乏力者常用药物有黄芪、附子、干姜、五味子、茯苓等。

（3）下肢水肿者服用中药的同时配合针灸、砭石、捣药等外治法，效果更佳。此外，推拿、耳穴、太极拳、五禽戏、拔罐等皆可用于防治高血压心血管疾病，调整机体的内外环境，以达到阴阳平衡。

377.治疗高血压心血管病变的中成药有哪些?

高血压心血管病变的主要症状为头晕、胸闷气短、乏力、心悸、下肢水肿、喘憋等,中医可根据症状、舌苔、脉象等四诊合参,辨证选取适宜的中成药。

(1)牛黄降压丸、心脑静片、牛黄清心丸:具有平肝潜阳、息风活血的功效,适用于头晕、胸部憋闷疼痛、心悸自汗的患者。

(2)血府逐瘀胶囊、复方丹参滴丸:具有活血化瘀、行气止痛之效,适用于头晕头痛、胸闷刺痛的患者。

(3)养心定悸胶囊、通心络胶囊、参松养心胶囊:具有益气养阴、活血通络的功效,适用于心悸、气短乏力、失眠、胸部闷痛、神倦懒言的患者。

(4)血脂康胶囊、眩晕宁片:具有化痰降浊活血功效,适用于胸闷胸痛、喉中痰鸣、嗳气不舒的患者。

(5)芪苈强心胶囊、参仙生脉口服液:具有温阳活血、利尿消肿功效,适用于胸闷气短、喘憋、水肿、畏寒肢冷的患者。

378.适合高血压心血管病变患者的中药茶饮有哪些?

高血压出现心脏不适的患者,可根据自身症状体质,选择适宜的代茶中药饮用,现推荐几款常用的代茶饮方。

(1)桃仁红花茶:黄芪6g,桃仁9g,红花3g,丹参10g,代茶饮,每日1剂,用煮水茶壶煮沸后,分次频服。适用于头晕伴胸闷、心前区刺痛的患者。

(2)养阴益气茶:西洋参3g,枸杞子3g,麦冬5g,山楂3g,代茶饮,每日1剂,可用茶壶煮沸后,分次频服。适用于头晕伴心悸、气短乏力的患者。

（3）消脂宁心茶：葛根8g，菊花6g，三七3g，山楂3g，先把葛根煮5分钟后，再放入菊花、三七、山楂泡10分钟，一天内饮用完。适用于头晕伴失眠腹胀、血脂高的患者。

（4）补阳消肿茶：桂枝8g，黄芪3g，牛膝8g，茯苓8g，益母草6g，代茶饮，每日1剂，可用煮水茶壶煮沸后，分次频服。适用于头晕伴下肢水肿、畏寒怕冷的患者。

✿ 379.高血压心血管病变患者可服用的食疗药膳有哪些？

几款适合高血压心血管病变患者简单易操作的药膳。

（1）山楂枸杞瘦肉汤：山楂30g，枸杞60g，瘦肉150g，生姜5片，桑椹30g，将药材洗净后，加水共煮成汤，隔日饮用，14天为1个疗程。具有益气活血、温阳通络效果。

（2）冠心三和泥：玉米500g，黄豆200g，芝麻200g，白糖50g，将玉米、黄豆、芝麻炒熟，研成细末混入白糖拌匀，每日用热水冲服，每次30～60g。可养心神、降血脂、补肝肾、健脾胃。糖尿病患者慎用。

（3）护心三仁粥：桃仁、杏仁、柏子仁各20g，粳米50g，冰糖适量。先将桃仁、杏仁、柏子仁打碎后加水适量煎煮3次，过滤去渣取汁，再放入粳米煮粥，可加白糖调味。糖尿病患者慎用。

✿ 380.哪些中医外治法可以治疗高血压心血管病变？

中医外治法治疗高血压心血管疾病具有较好疗效，比如针灸、耳穴压丸、推拿。

（1）针灸：高血压伴心悸、胸闷气短可选内关穴、郄门穴、神门穴、厥阴俞穴、心俞穴等；高血压伴下肢水肿、喘憋常选取肾俞穴、命门穴、水分穴、阴陵泉穴、复溜穴等。具体选穴需要咨询针灸医师。

（2）耳穴压丸法：胸闷、气短、心悸，可选神门、肝、肾、心、交感、内分泌、降压沟；喘憋、乏力、水肿，可选肾、肾俞、膀胱、交感、肾上腺、神门、三焦等。

（3）推拿法：高血压伴发心前区不适常按揉内关穴、郄门穴、心前区、神门穴、至阳穴、天泉穴、昆仑穴等穴；下肢水肿、乏力可按揉肾俞穴、关元俞穴、刺髎穴、承山穴、飞扬穴等及其周围穴位。力度可由轻至重，直至产生酸麻胀感，左右两侧各按揉30次。

三、高血压眼部病变

❖ 381.中医如何认识高血压眼病？

高血压眼病指因全身动脉高血压所引起的视网膜血管、脉络膜血管或视神经的病理损害，可分为高血压性视网膜病变、高血压性脉络膜病变和高血压性视神经病变，3种病变可互相并发。多见于老年伴有原发性高血压的患者，患者一般无眼部不适主诉，通常是在检查眼底时发现，当发生严重视网膜病变累及视神经时可出现视力下降。在中医学中并无高血压眼病这一疾病名称，根据其临床表现常归于中医学的内障范畴，称为"瞳神疾病"，与肝、脾、心、肾的关系密切。肝开窍于目，瞳神属肾，心主血，脾藏血，视网膜的正常代谢与心脾气血运化息息相关。急性期多由火热痰湿、血瘀内阻、阴虚阳亢所致；慢性期与心脾两虚、肝肾不足、病久血瘀有关。

❖ 382.中医如何治疗高血压眼病？

中医对高血压眼病的治疗有中药内服及中医外治法两种方式。中药口服方便，通过中医辨证论治，讲究一人一方，"同病异治"，虽然疾病表现相同，但伴随症状不同、个人体质差异、气血阴阳偏盛不同，气滞、血瘀、痰浊等侧重不同，用药用方就不同。中医外治法治疗高血压眼病可以通过针刺、艾灸、放血、耳穴压豆、中药熏洗等疗法，因人而异进行治疗，在治疗期间要注意保护眼睛，避免长时间看书或电子产品。

✧ 383.治疗高血压眼病的中成药有哪些？

高血压眼病主要表现为视力下降、眼底出血，针对早期的高血压眼病，可选用丹参片和银杏叶片等药物。如同时伴有其他症状，需辨证施治，针对不同的证型选用不同作用的中成药。

（1）和血明目片：适用于视物模糊，眼底可见反复少量出血的患者。如兼见头晕耳鸣，腰膝酸软，五心烦热，口苦咽痛，口干唇燥，夜难入寐等症，可加用知柏地黄丸。

（2）银杏叶片：主要成分是银杏叶，具有活血化瘀改善微循环的作用，适用于眼底脉络瘀阻的患者。伴有精神抑郁，胸闷胁胀，善太息，食少嗳气等症，可加用逍遥丸。

（3）龙胆泻肝丸：适用于肝胆火炽型，表现为双眼视物模糊、视力下降，甚至突然失明，眼底可见大量新鲜出血，同时表现为面红、胁痛，口苦、急躁易怒，便干，舌边尖红苔黄，脉弦数。

✧ 384.哪些中药茶饮可以防治高血压眼病？

采用健康的饮食方式，根据身体状况药膳食疗，将有助于降压，从而防治高血压眼病。

（1）若患者平素血压偏高，兼有头目眩晕的症状，可服用菊楂钩藤决明饮，即杭白菊、钩藤、生山楂、决明子、冰糖各适量，做法将钩藤、生山楂、决明子煎煮取汁约500ml，冲泡杭白菊，调入冰糖代茶饮。功效：本品中杭白菊、决明子清肝明目降血压，生山楂活血化瘀，可降血脂，钩藤清热平肝可治头目眩晕，对于改善肝阳上亢引起的头目眩症状最为适宜。

（2）如果平素血压偏高，兼有眼干涩、视物模糊等症状，可选用枯草花、钩藤、白芍、麦冬、白菊花，上五味药各等份，加适量水煮沸10分钟左右即可，取汁500ml，频饮。

（3）若患者血压偏高，同时自觉头胀目眩，目赤涩痛，羞明流泪，可服用钩藤芍药饮：取夏枯草花蕾6g，双钩藤10g，白芍15g，麦冬15g，白菊花6g，以上五味中药加适量水煮沸10分钟左右即可饮用，每日饮用3～5次。钩藤芍药饮在降压的同时，又有清肝火、散郁结、养血柔肝、生津明目的作用。

❖ 385.哪些中医外治法可以治疗高血压眼病？

高血压眼病的中医外治法有很多种，主要包括耳穴埋豆、眼部穴位按摩、局部放血、刮痧、针灸、中药熏洗等外治疗法，这些中医外治疗法可以作为辅助方法缓眼部不适症状，具体如下。

（1）耳穴埋豆疗法：常用的耳穴有眼、三焦、肾、心、肝等，每次选取3～5个腧穴，将王不留行籽贴压在穴位上，每隔4小时揉按1～2分钟，两耳交替。

（2）按摩疗法：眼部按摩可以缓解眼周疲劳不适，促进血液循环。先分推前额，再按揉眼周穴位。常用的有四白穴、睛明穴、攒竹穴、鱼腰穴、丝竹空穴等腧穴；再次，刮上下眼眶。按摩的力度由轻到重（切记眼底出血的患者不能按摩）。

（3）放血疗法：高血压病日久，肝阳上亢、气滞血瘀等导致眼部脉络瘀阻，放血可以起到清脑明目、平肝潜阳的作用。可在太阳穴、攒竹穴或者耳尖部点刺放血，点刺后挤出瘀血，每穴出血3～5滴，可促进局部血液循环。

四、高血压肾脏病变

386.中医如何认识高血压肾脏病变？

高血压肾脏病变是指由原发性高血压所致的肾脏小动脉或肾实质损害。中医学中没有高血压肾损伤的诊断，根据临床表现，一般归为"眩晕""头痛""水肿""尿浊""虚劳"等范畴。中医认为高血压肾损伤与情志不畅，恼怒太过，先天禀赋不足、劳倦伤肾、饮食不节损伤脾胃、浊毒内蕴、瘀血阻滞等相关。病位主要在肝肾，与心、脾、肺关系密切。肝肾阴虚，水不涵木，肝阳上亢，导致眩晕。病久及肾，肾脏蒸腾气化不足，易致水肿。日久伤阴耗气，脾肾亏虚，脾失统摄，肾失封藏，精微下注，发为尿浊、虚劳。

387.中药如何治疗高血压肾病？

高血压肾病除了可以选择西药治疗，也可以选择中医来诊治。中医在治疗方面有着独特的优势。通过辨证论治，全身调理，标本兼治。下面介绍几种常见的高血压肾病的辨证分型。

（1）肝阳上亢型：常表现为眩晕耳鸣、头胀痛、心烦易怒、口苦等症状。一般会选用钩藤、牛膝、天麻、菊花、石决明等中药。

（2）肝肾阴虚型：常表现为头晕眼花、腰膝酸软、手足心发热、潮热盗汗、夜尿多等，可选用牛膝、山萸肉、熟地黄、山药、杜仲等中药。

（3）肾虚血瘀型：表现为头痛、腰痛、小便无力、皮肤粗糙、舌质紫暗有瘀斑等，可选用丹参、三七、山萸肉、牛膝、山药等中药。湿浊阻滞型，表现为头重、腹部憋胀疼痛，小便少，大便黏等。可选用泽泻、茯苓、大黄、牛膝、白扁豆等中药。

以上是较为常见的几种分型，具体应用时还需要中医经过辨证来选方用药。

388.如何选择中成药治疗高血压肾病？

治疗高血压肾病的中成药种类繁多，下面介绍几种常见的中成药。

（1）金匮肾气丸：主要成分为地黄、山药、山茱萸（酒炙）、茯苓、牡丹皮、泽泻、桂枝、附子（制）。适用于面浮身肿、畏寒怕冷、少气、乏力、夜尿频多的患者，可改善水肿、血尿等症状。

（2）百令胶囊、金水宝片：主要由发酵的冬虫夏草磨成粉组成的，补肺肾，益精气。用于肺肾两虚引起的咳嗽、气喘、腰背酸痛，面目浮肿，夜尿清长的患者。

（3）尿毒清颗粒：主要成分是大黄、黄芪、桑白皮、党参、白术、茯苓、制何首乌、白芍、丹参、车前草。适用于中医辨证属脾虚湿浊证和脾虚血瘀证者，可降低肌酐、尿素氮，稳定肾功能，延缓透析时间；对改善肾性贫血，提高血钙、降低血磷也有一定的作用。

389.中医治疗高血压肾病有哪些优势？

随着高血压发病率的逐年升高，高血压肾病也成了亟待解决的临床问题。肾脏不但会引起血压的问题，高血压也会导致肾脏的损伤。中医在治疗高血压肾病中有着独特的先天优势。

（1）中医治疗以辨证论治，整体观念为指导，注重身体统一的调理，身心共治，分清主次虚实，标本兼顾，降压的同时起到保护肾脏的作用。

（2）中医药治疗手段灵活多样，中医治疗不仅只有内服中药这一种治疗方法，还可以选择中医的外治方法，比如针灸、耳穴埋豆、灸法等。中医外治法可以有效缓解高血压肾病患者的临床症状，如腰痛、腰膝酸软、乏力等不适。

（3）中医药可以有效减轻西医治疗的副作用，起到增效减毒的作用，减轻降压药物及激素的副作用，在高血压肾病的后期还可以起到降低血肌酐水平，减慢肾脏病进展的作用。

❀ 390.适合高血压肾病的药膳有哪些？

高血压肾病的患者日常饮食中需要注意低盐、低脂、优质低蛋白的饮食原则。中医根据不同的症状、不同的体质给予不同的药膳指导。

（1）表现为头晕眼花、腰膝酸软、耳鸣、手足心发热、潮热盗汗的患者可以选用桑椹百合粥（桑椹、枸杞子、百合、黑米各适量，煮粥），具有补肝肾、养阴补血的效果。

（2）表现为腰痛、皮肤粗糙、舌质紫暗有瘀斑、口干等症状的患者，可以选用山楂粥（山楂、枸杞子、桃仁、粳米各适量），具有活血化瘀的功效。

（3）表现为腹大胀满，胁下痞胀或疼痛，纳食减少，食后胀甚，嗳气，小便短少，大便不爽，矢气多的患者，可以选用赤小豆茯苓粥（赤小豆、薏苡仁、茯苓、白糖），把赤小豆、薏苡仁和茯苓一起加水煮粥，粥黏稠的时候加入白糖食用，具有健脾除湿助消化的作用。

❀ 391.适合高血压肾病的中药茶饮有哪些？

（1）表现为眩晕耳鸣、头胀痛、心烦易怒、口苦、小便短少的患者，可以选用桑叶菊花山楂茶（桑叶、菊花、山楂各10g左右），开水冲泡代茶饮。

（2）表现为腰痛、皮肤粗糙、舌质紫暗有瘀斑、口干等症状的患者，可以选山楂、黄芪、丹参各适量，煮水后代茶饮。

（3）表现为头晕、口干、口渴伴肢体浮肿的患者，可以选用益母草、莲子、丹参、黄芪各10g左右，开水煮开后代茶饮。

❖ 392.哪些中医外治法可以治疗高血压肾病？

中医外治法作为高血压肾病的辅助治疗有着独特的疗效，一般可以选择针灸推拿、耳穴埋豆、放血疗法、灸法等。中医的外治法可以使经脉气血畅通，阴阳归于平衡。患者也可以自己平时多按揉穴位达到刺激经穴的作用。高血压肾病患者表现为腰痛、乏力、尿中泡沫增多时，可选用太溪穴、肾俞穴、三阴交穴、关元穴等穴位，进行灸法与针刺一同应用。

高血压肾病患者表现为夜尿频、水肿、腰膝酸软等症状时，可使用耳穴压豆法，选用神门、肝、肾、心、交感、内分泌、降压沟等穴位，由专业临床医护人员贴敷好后，每日按压3～5次，隔1～3天换1次，两耳交替或同时贴用。

放血疗法是中医的一种特色外治法，通过对特定穴位的点刺放血达到清脑明目、清泻肝火的效果，对心烦、口苦、小便少的患者效果尤为突出。常用的点刺放血穴位有耳尖、大敦穴、曲池穴等穴位。

参 考 文 献

贝尔曼，克里格门，詹森著．2007．尼尔森儿科学［M］．沈晓明，朱建章，孙锟，主译，北京：北京大学医学出版社．

陈歆，胡哲，2021．动脉粥样硬化性肾动脉狭窄筛查的意义有多大？［J］．中华高血压杂志，29（11）：1032-1035．

陈家伦，2011．临床内分泌学［M］．上海：上海科学技术出版社．

陈琦玲，2020．特殊类型高血压临床诊治要点专家建议［J］．中国全科医学，23（10）：1202-1228．

陈源源，2017．围绝经期高血压［J］．中华老年心血管病杂志，6（19）：670-672．

程浩，元奎昌，金铉顺，2022．更年期妇女高血压研究进展［J］．中国老年学杂志，2（42）：995-999．

程欣，钱敏伟，邹晓鸣，等，2019．2型糖尿病合并高血压患者的临床特点［J］．中国临床保健杂志，22（4）：530-533．

大动脉炎相关高血压诊治多学科共识中国专家组，2021．中国大动脉炎相关高血压诊治多学科专家共识［J］．中华风湿病学杂志，25（5）：289-295．

邓小明，姚尚龙，于布为，等，2014．现代麻醉学［M］．4版．北京：人民卫生出版社，1664-1673．

方誉，岳进，李洪波，等，2019．高血压病中药足浴规范化治疗概述［J］．中西医结合心脑血管病杂志，17（8）：1170-1173．

高血压肾病诊治中国专家共识组成员，2022．高血压肾病诊断和治疗中国专家共识（2022）［J］．中华高血压杂志，30（4）：307-315．

葛均波，徐永健，王辰，等，2018．内科学［M］．9版．北京：人民卫生出版社．

郭晶，2020．妊娠期糖尿病孕妇预防妊娠期高血压的产科临床治疗效果分析［J］．中西医结合心血管病电子杂志，8（27）：66-67．

郭建强，李素娟，2017．糖尿病合并高血压患者降压目标的变迁［J］．医学综述，23（10）：1997-2001．

国家基本公共卫生服务项目基层高血压管理办公室、基层高血压管理专家委员会，2017．国家基层高血压防治管理指南［J］．中国循环杂志，32（11）：1041-1048．

胡健，佟翠艳，2005．高血压与冠心病的刮痧疗法［J］．中华养生保健（8）：25-26．

胡哲，陈歆，初少莉，2020．浅析继发性高血压的诊断思路与规范（附2例临床诊治病例）［J］．中国心血管病研究，18（5）：471-474．

黄素兰，郭宁，梁莉，等，2020. 原发性醛固酮增多症最新进展分析［J］. 中国医药科学，10（23）：54-57.

惠子，2022. 继发性高血压排查千万别忽视［J］. 江苏卫生保健（2）：12.

贾生娥，2018. 耳尖放血疗法对高血压急症的降压效果探讨［J］. 饮食科学，（12）：43.

姜凤伟，单忠艳，2009. 甲状腺功能对血压的影响［J］. 中国实用内科杂志，29（10）：892-895.

蒋雄京，邹玉宝，2017. 肾动脉狭窄的诊断和处理中国专家共识［J］. 中国循环杂志，32（9）：835-844.

金劲松，2009. 肾病的中医调补［M］. 武汉：湖北科学技术出版社.

金妙文，方祝元，2017. 中医辨治心脑血管疾病［M］. 上海：上海科学技术出版社.

靳银欣，李再昭，袁凌青，等，2022. 卧位时长对ARR诊断原发性醛固酮增多症的影响［J］. 检验医学，37（3）：213-216.

赖志云，刘德桓，2006. 高血压性视网膜病变的研究进展［J］. 辽宁中医药大学学报（4）：145-147.

李黎明，2011. 肾上腺疾病的外科治疗［M］. 上海：上海科学技术文献出版社.

李伟灵，2020. 印堂穴放血疗法治疗原发性高血压的临床观察［D］. 长沙：湖南中医药大学.

廖二元，2007. 内分泌学［M］. 2版. 北京：人民卫生出版社.

刘彬，廖若夷，章琼，等，2020. 刮痧联合艾灸对痰湿壅盛型原发性高血压病的影响［J］. 湖南中医杂志，36（4）：71-73.

刘宁，张伟华，2020. 糖尿病合并高血压加重血管病变的研究进展［J］. 基础医学与临床，40（7）：990-994.

刘凌云，2013. 心脑血管疾病中医调养［M］. 北京：人民军医出版社.

卢琳，顾锋，陆召麟，2013. 库欣综合征药物治疗［J］. 中国实用内科杂志，7（33）：504-508.

罗飞宏，2015. 先天性肾上腺皮质增生症诊断治疗进展［J］. 中华实用儿科临床杂志（8）：564-569.

明慧，余辉，陈援浩，2021. 肾血管性高血压的诊疗研究新进展［J］. 标记免疫分析与临床，28（04）：713-716.

倪鑫，申昆玲，沈颖，2013. 诸福棠实用儿科学［M］. 8版. 北京：人民卫生出版社.

牛国晨，闫子光，张碧辉，等，2022. 肾动脉狭窄血管腔内成形术治疗高血压：现状与展望［J］. 中国介入心脏病学杂志，30（7）：513-517.

潘广新，宋云龙，2009. 彩色多普勒超声在肾性高血压病患者肾动脉狭窄诊断中的作用［J］. 中国综合临床（5）：452-453.

彭凯欣，2020. 围生期保健及补钙预防妊娠高血压综合征的临床效果［J］. 中国当代医药，13（27）：71-73.

彭威，漆红波，2019.《ACDG 2019妊娠期慢性高血压指南》解读［J］. 中国实用妇科与产科杂志，35（9）：1014-1018.

钱晓珍，李静，2019. 药物性高血压及其防治措施［J］. 上海医药，18（40）：3-8.

邱璐，庄欣，2019. 围绝经期高血压发病机制及激素替代疗法研究进展［J］. 19（28）：38-40.

石学敏，2007. 针灸学［M］. 北京：中国中医药出版社.

唐伟，李建波，段宇，等，2010. 2型糖尿病合并原发性高血压患者临床特征分析［J］. 南京医科大学学报：自然科学版，30（11）：1633-1635.

王吉耀，2010. 内科学［M］. 2版. 北京：人民卫生出版社.

王小燕，谷伟军，窦京涛，等，2014. 先天性肾上腺皮质增生症临床特点及转归分析［J］. 解放军医学院学报，（09）：922-925.

王志军，周建芝，吴寿岭，2013. 老年糖尿病患者合并高血压病的危险因素及随访分析［J］. 中华老年心脑血管杂志，15（2）：151-154.

吴瑞华，刘雪娜，蔡少杭，2018. 高血压患者应用清肝明目药枕临床观察［J］. 光明中医，33（12）：1697-1698，1760.

吴霞，徐瑞，2022. 原发性醛固酮增多症分型诊断的研究进展［J］. 山东医药，62（4）：94-98.

冼绍祥，林国华，2019. 常见心脑血管疾病的中医外治法［M］. 广东：广东科学技术出版社.

项成刚，张艳，礼海，2010. 中医对原发性高血压病因病机的认识［J］. 世界中西医结合杂志，5（04）：356-357.

杨海花，王会贞，陈永兴，等，2018. 河南地区21-羟化酶缺乏症患儿CYP21A2基因突变谱分析［J］. 临床儿科杂志，36（10）：756-760.

杨心蕊，蒋祖明，2012. 主动脉缩窄的治疗现状及进展.［J］. 临床儿科杂志，30（7）：693-696.

余振球. 陈云，2020.《ISH2020国际高血压实践指南》解读［J］. 中国乡村医药，27（23）：24-25.

张晨，王保和，2016. 高血压眼底病变的中医药治疗进展［J］. 天津中医药，33（07）：445-448.

张威，王禹，2006. 阻塞性睡眠呼吸暂停综合征与高血压［J］. 中国循环杂志，21（4）：317-320.

郑爱琳，宋颖，罗蓉，2021. 关于原发性醛固酮增多症诊治的常见误区［J］. 国际内分泌代谢杂志，41（02）：73-77.

《中成药治疗优势病种临床应用指南》标准化项目组，2022．中成药治疗原发性高血压临床应用指南（2021年）［J］．中国中西医结合杂志，42（07）：773-781．

《中国高血压防治指南》修订委员会，2011．中国高血压防治指南2010［J］．中华高血压杂志，19（8）：701-743．

《中国高血压防治指南》修订委员会，2019．中国高血压防治指南（2018年修订版）［J］．心脑血管病防治，19（1）：1-44．

《中国高血压防治指南》修订委员会，高血压联盟（中国），中华医学会心血管病学分会，中国医师协会高血压专业委员会，2019．中国高血压防治指南（2018年修订版）［J］．中国心血管杂志，24（1）：24-56．

中国营养学会，2016．中国居民膳食指南2016［M］．北京：人民卫生出版社．

中国营养学会，2022．中国居民膳食指南科学研究报告（2021）［R］．北京：人民卫生出版社，1-32．

中国中医药学会，2020．中医内科临床诊疗指南［M］．北京：中国中医药出版社．

中华医学会儿科学分会，2015．儿科心血管系统疾病诊疗规范［M］．北京：人民卫生出版社．

中华医学会妇产科学分会，2020．妊娠期高血压疾病诊治指南（2020年）［J］．中华妇产科杂志，55（4）：277-238．

中华医学会妇产科学分会妊娠期高血压疾病学组，2012．妊娠期高血压疾病诊治指南（2012版）［J］．中华妇产科杂志，47（6）：476-480．

中华医学会呼吸病学分会睡眠呼吸障碍学组，李庆云，2012．阻塞性睡眠呼吸暂停低通气综合征患者持续气道正压通气临床应用专家共识（草案）［J］．中华结核和呼吸杂志，35（1）：13-18．

中华医学会内分泌分会，2012．库欣综合征专家共识（2011年）［J］．中华内分泌代谢杂志，28（2）：96-102．

中华医学会神经外科学分会，2015．自发性脑出血诊断治疗中国多学科专家共识［J］．中华神经外科杂志，31（12）：1189-1194．

中华医学会糖尿病学分会，2018．中国2型糖尿病防治指南（2017年版）［J］．中华糖尿病杂志，10（1）：4-67．

中华医学会糖尿病学分会，中华医学会内分泌学分会，2020．中国成人2型糖尿病合并心肾疾病患者降糖药物临床应用专家共识［J］．中华糖尿病杂志，12（6）：369-381．

周燕，高帅，2019．叶酸在预防妊娠期高血压综合征中的应用研究［J］．首都食品与医药，4：8-9．

周仲英，2007．中医内科学［M］．2版．北京：中国中医药出版社．

Allahdadi KJ，Walker BR，Kanagy NL，2005. Augmented endothelin vasoconstriction in intermittent hypoxia-induced hypertension［J］. Hypertension，45（4）：705-

709.

Barbot M, Ceccato F, Scaroni C, 2019. The pathophysiology and treatment of hypertension in patients with Cushing's syndrome [J]. Front Endocrinol (Lausanne), 10: 321.

Brunaud L, Boutami M, Nguyen-Thi PL, et al, 2014. Both preoperative alpha and calcium channel blockade impact intraoperative hemodynamic stability similarly in the management of pheochromocytoma [J]. Surgery (Oxf), 156 (6): 1410-7; discussion1417-1418.

Cheung AK, Chang TI, Cushman WC, et al, 2021. Executive summary of the KDIGO 2021 Clinical Practice Guideline for the Management of Blood Pressure in Chronic Kidney Disease [J]. Kidney International, 99 (3): 559-569.

Gallowitsch HJ, 2005. Thyroid and cardiovascular system [J]. Wiener Med Wochenschrift, 155 (19-20): 436-443.

Getsios D, Wang Y, Stolar M, et al, 2013. Improved perioperative blood pressure control leads to reduced hospital costs [J]. Expertopin Pharmacother, 14 (10): 1285-1293.

Hemphill JC 3rd, Greenberg SM, Anderson CS, et al, 2015. Guidelines for the Management of Spontaneous Intracerebral Hemorrhage: A Guideline for Healthcare Professionals From the American Heart Association/American Stroke Association [J]. Stroke, 46 (7): 2032-2060.

Ip MS, Lam B, Ng MM, et al, 2002. Obstructive sleep apnea is independently associated with insulin resistance [J]. Am J Respir Crit Care Med, 165 (5): 670-676.

Loredo JS, Ancoli-Israel S, Dimsdale JE, 2001. Sleep quality and blood pressure dipping in obstructive sleep apnea [J]. Am J Hypertens, 4 (9 Pt 1): 887-892.

Martucci VL, Pacak K, 2014. Pheochromocytoma and paraganglioma: diagnosis, genetics, management, and treatment [J]. Curr Probl Cancer, 38 (1): 7-41.

Melmed S, Casanueva FF, Klibanski A, et al, 2013. A consensus on the diagnosis and treatment of acromegaly complications [J]. Pituitary, 16 (3): 294-302.

Møller DS, Lind P, Strunge B, et al, 2003. Abnormal vasoactive hormones and 24-hour blood pressure in obstructive sleep apnea [J]. Am J Hypertens, 16 (4): 274-280.

Narkiewicz K, Montano N, Cogliati C, et al, 1998. Altered cardiovascular variability in obstructive sleep apnea [J]. Circulation, 98 (1): 1071-1077.

Puglisi S, Terzolo M, 2019. Hypertension and acromegaly [J]. Endocrinol Metab Clin North Am, 48 (4): 779-793.

Ramos-Levi AM, Marazuela M, 2017. Cardiovascularcomorbidities in acromegaly:

an update on their diagnosis and management [J]. Endocrine, 55: 346-359.

Ritvonen E, Loyttyniemi E, Jaatinen P, et al, 2016. Mortality in acromegaly: a 20-year follow-up study [J]. Endocr Relat Cancer, 23 (6): 469-480.

Sahmay S, Tuten A, Gurleyen H, et al, 2014. Diagnosis of late-onset congenital adrenal hyperplasia in clinical practice: currentevaluation [J]. Minerva Endocrinologica, 39 (3): 215-222.

Sardella C, Urbani C, Lombardi M, et al, 2014. The beneficial effect of acromegaly control on blood pressure values in normotensive patients [J]. Clin Endocrinol (Oxf), 81 (4): 573-581.

Sharabi Y, Scope A, Chorney N, et al, 2003. Diastolicblood pressure is the first to rise in association with early subclinical obstructive sleep apnea: lessons from periodic examination screening [J]. Am J Hypertens, 16 (3): 236-239.

Sharma S, Henkin S, Young M N, 2021. Renovascular Disease and Mesenteric Vascular Disease [J]. Cardiology Clinics, 39 (4): 527-537.

Silverberg DS, Oksenberg A, 2001. Are sleep-related breathing disorders important contributing factors to the production of essential hypertension? [J] Curt Hypertens Rep, 3 (3): 209-215.

Terzolo M, Matrella C, Boccuzzi A, et al, 1999. Twenty-four hour profile of blood pressure in patients with acromegaly. Correlation with demographic, clinical and hormonal features [J]. J Endocrinol Invest, 22 (1): 48-54.

Thomas J, dattani A, Zemrak F, et al, 2017. Renin-Angiotensin System Blockade Improves Cardiac Indices in Acromegaly Patients [J]. Experimental and clinical endocrinology & diabetes : official journal, German Society of Endocrinology [and] German Diabetes Association, 125 (6): 365-367.

Wright JT Jr, Fine LJ, Lackland DT, et al, 2014. Evidence supporting a systolic blood pressure goal of less than 150 mm Hg in patients aged 60 years or older: the minority view [J]. Ann Intern Med, 160 (7): 499-503.

Yokoe T, Minoguchi K, Matsuo H, et al, 2003. Elevated levels of C-reactive protein and interleukin-6 in patients with obstructive sleep apnea syndrome are decreased by nasal continuous positive airway pressure [J]. Circulation, 107 (8): 1129-1134.

Young WF, Calhoun DA, Lenders JWM, et al, 2017. Screening for Endocrine Hypertension: An Endocrine Society scientific statement. Endocr Rev, 38: 103-122.